Dinara Parpibaeva
Nodirbek Ergashov

Avaliação do papel prognóstico do miR-122 nas complicações da hepatite

Dinara Parpibaeva
Nodirbek Ergashov

Avaliação do papel prognóstico do miR-122 nas complicações da hepatite

ScienciaScripts

Cover image: www.ingimage.com

This book is a translation from the original published under ISBN 978-620-6-75323-0.

Publisher:
Sciencia Scripts
is a trademark of
Dodo Books Indian Ocean Ltd. and OmniScriptum S.R.L publishing group

120 High Road, East Finchley, London, N2 9ED, United Kingdom
Str. Armeneasca 28/1, office 1, Chisinau MD-2012, Republic of Moldova, Europe
Printed at: see last page
ISBN: 978-620-7-96310-2

Conteúdo

INTRODUÇÃO

A hepatite crónica (CH) está no centro das atenções da ciência médica e dos cuidados de saúde práticos. A doença causa grandes prejuízos à economia de todos os países. Cerca de 80% dos doentes desenvolvem a forma crónica da doença. Apesar dos êxitos alcançados no diagnóstico e no tratamento, os riscos de complicações e os casos de desfechos letais de doenças hepáticas crónicas difusas têm uma tendência persistente para aumentar. Na cirrose hepática (CH) viral, após 5 anos do diagnóstico, a mortalidade atinge os 70%. A grande maioria dos transplantes de fígado é realizada devido às consequências da hepatite viral crónica (CVH). A necessidade de utilizar métodos dispendiosos de transplante hepático para complicações da CVH, como a LC e o carcinoma hepatocelular (CHC), determina não só o significado médico, mas também socioeconómico do problema em estudo. Em maio de 2016, na Assembleia Mundial da Saúde, 194 países adoptaram uma estratégia global de combate às hepatites virais, com o objetivo de eliminar as hepatites virais crónicas até 2030. As regiões da Ásia Central e Oriental, Norte de África e Médio Oriente apresentam as taxas de infeção mais elevadas (>3,5%) [1,2,8]. Cerca de 700 mil pessoas morrem anualmente devido a complicações, o que indica a extrema urgência desta doença, causando prejuízos sociais e económicos ao Estado. É de salientar que, entre todas as patologias infecciosas, as hepatites virais causam o maior prejuízo económico por cada 1 caso de doença, e o prejuízo total fica atrás apenas da gripe e de outras doenças respiratórias agudas [5,7,12,13].

O estudo de novos parâmetros para prever o curso, a taxa de progressão da fibrose hepática e o risco de desenvolvimento de CHC é de particular importância. O diagnóstico precoce, a determinação de marcadores laboratoriais e genéticos de fibrose, o desenvolvimento e a implementação de métodos minimamente invasivos, eficazes e acessíveis de avaliação da gravidade e da taxa de progressão da fibrose hepática são tarefas muito importantes para a hepatologia prática moderna [4,3]. A fibrose hepática é caracterizada pela acumulação excessiva de matriz extracelular, que ocorre devido à ativação das células estreladas do fígado (sinónimos: células Ito, células de armazenamento de gordura, lipócitos) [6,8,9]. Nesta direção, abrem-se grandes perspectivas no domínio da genómica. Entre o corpo total de trabalho, uma parte significativa é ocupada por estudos de polimorfismos de nucleótido único, ADN livremente circulante, ARN endossómico e o seu significado na patogénese de várias doenças (Balmasova I.P., 2009; Voloshina N.B., 2018). A última década foi acompanhada pelo surgimento de um grande número de estudos sobre o papel de pequenas moléculas de RNA não codificadoras de proteínas (microRNAs). O papel fundamental dos microRNAs na perturbação do equilíbrio da proliferação, diferenciação e morte celular programada no desenvolvimento de várias doenças, incluindo a patologia hepática, foi revelado. Os mecanismos genético-moleculares do desenvolvimento da fibrose regulam a síntese e a degradação do colagénio. A prevalência de uma ou outra nomenclatura de microRNAs pode fornecer informações sobre a fibrogénese ativa e, por conseguinte, pode desenvolver a rápida substituição do tecido hepático por tecido fibrótico. A investigação nesta área permitir-nos-á compreender melhor os mecanismos de formação de complicações da hepatite viral crónica, como a cirrose hepática. O estudo dos mi- croRNAs é importante não só para a compreensão fundamental dos mecanismos de regulação intracelular, mas também tem um elevado valor prático como biomarcadores não invasivos para o diagnóstico precoce da fibrose hepática. Estudos modernos fornecem novas abordagens potenciais para o diagnóstico da fibrose hepática. Os microRNA-122, miRNA-138, miRNA-143 e miRNA-185 circulantes são potenciais biomarcadores não invasivos da ativação das células estreladas e da fibrose hepática para o prognóstico em doentes com cirrose por hepatite viral e CHC. A descoberta do microRNA-122 (miR-122) em 2002 tornou-se um acontecimento na hepatologia devido às caraterísticas funcionais deste cluster de RNA (Baranov A.V., 2009). A este respeito, o estudo do nível de expressão do microRNA-122 como marcador de prognóstico do risco de desenvolvimento de complicações é um problema urgente da hepatologia moderna [10,11,12]. O microRNA-122 é um indicador do comprometimento da função hepática e um novo parâmetro independente de prognóstico de pacientes com HVC. De acordo com os dados da literatura, o funcionamento do microRNA-122 é perturbado durante o desenvolvimento de doenças hepáticas, em particular a hepatite aguda e crónica, bem como as suas complicações, como a CL e o CHC. Por conseguinte, de acordo com as ideias modernas, a alteração do nível de expressão do microRNA-122 pode ser um marcador de prognóstico do estado patológico do fígado. Neste contexto, é importante comprovar a influência dos factores metabólicos no desenvolvimento de CL em doentes com HVC, determinar o nível de expressão do microRNA-122 no grupo de doentes com HVC e CL através de um método molecular e genético, utilizar o método de diagnóstico como marcador de prognóstico para a formação e previsão de grupos de risco para o desenvolvimento de complicações na hepatite viral crónica.

ABORDAGENS MODERNAS À TERAPIA DAS ALTERAÇÕES FUNCIONAIS E METABÓLICAS DO FÍGADO NA HEPATITE VIRAL CRÓNICA

§1.1. Avaliação da situação epidemiológica da incidência da hepatite crónica vi-crónica

A hepatite crónica é um problema global das doenças digestivas. De acordo com a OMS, mais de 170 milhões de pessoas sofrem de hepatite C crónica e há mais de 2 mil milhões de pessoas com indícios de infeção por hepatite B viral em curso ou terminada. A elevada mortalidade é causada por complicações da doença hepática crónica (DHC), como a insuficiência hepática descompensada e o carcinoma hepatocelular (CHC). Cerca de 1 milhão de doentes morrem anualmente [4, p. 28; 31, 6, p. 51; 56, 10, p. 31]. Em 2016, com base na investigação de um grande estudo internacional, foram tiradas as seguintes conclusões: a mortalidade por hepatite viral crónica é comparável à da tuberculose, da malária e do VIH. Foi fixada a data do Dia Mundial das Hepatites, que é celebrado a 28 de julho.

Os principais factores causais das doenças hepáticas crónicas são as hepatites virais B e C, o alcoolismo, a esteato-hepatite, etc.

A percentagem de hepatite C no número total de doenças hepáticas crónicas de etiologia viral em 2012 ascendeu a 74,4% [36, p. 2; 6, p. 165; 172, 107, p. 30; 41, 124, p. 98]. Na hepatite por VHC a cronicização do processo patológico tem taxas elevadas (50-80% nas formas agudas) [38, p. 2; 9, 39, p. 2; 5, 57, p. 22; 23, 60, p. 163]. Em doentes infectados pelo VHC, o processo de transição para a LC ocorre 10 anos após a infeção, em 5-10% dos casos, em 20-40% - em 20-30 anos [10, p. 31; 36, 15, vol. 87; 90, 34, vol. 6; 14, 36, p. 2]. O processo crónico devido ao VHC aumenta o risco de CHC em 17 vezes. Após o início do processo patológico, o CHC desenvolve-se em 1-5% das pessoas com VHC e depois ocorre em 4% das pessoas infectadas duas décadas após as fases iniciais da doença [189, p. 99; 104, 192, p. 5; 8, 294, p. 167; 228, p. 15].

As informações mais recentes das organizações internacionais indicam que cerca de 2 mil milhões de pessoas estão infectadas com o vírus da hepatite B [21, p. 158; 160, 125, p. 13; 18, p. 19]. A formação de LC é de 8-20%. O risco de desenvolver carcinoma hepatocelular também aumenta de 20 a 200 vezes [38, p. 2; 5, p. 12]. A mortalidade por LC é de cerca de 4% por ano, entre todas as causas de morte, a LF ocupa o 9º lugar no mundo na fase final e o 6º entre as pessoas saudáveis.

A Organização Mundial de Saúde tem como objetivo a eliminação global do vírus da hepatite B (VHB) e do vírus da hepatite C (VHC) até 2030. Até à data, a atual situação epidemiológica desfavorável caracteriza-se por uma tendência constante para o aumento da incidência da hepatite crónica em todo o mundo e na Rússia e nos países da CEI. E. Musaboev et al. (2017) consideram que "a mesma situação é observada em todas as categorias etárias da população da nossa região, especialmente entre os jovens e os jovens em idade ativa" [15, p. 87; 90]. [15, c. 87; 90]. FJ. Tsai et al. (2020), na sua investigação, mostraram que, nas últimas três décadas, se registaram progressos significativos na redução da incidência do VHB no país [305, p. 221; 226]. Os êxitos alcançados devem-se principalmente à elevada cobertura atempada da vacinação das crianças. Com base nos objectivos da Estratégia Global da Organização Mundial de Saúde para as Hepatites Virais para 2016-2021, com base nos objectivos da Estratégia Global da Organização Mundial de Saúde para as Hepatites Virais para 2016-2021, os autores salientam outras prioridades de ação para eliminar o VHB na China.

E.V. Beloborodova et al. (2014) sobre o grau de desenvolvimento da etiologia da doença hepática crónica em termos de estudo morfológico da biópsia hepática com ativação do processo e estabelecimento da fase de fibrose. Foram examinados 306 doentes investigados, dos quais 121 tinham um diagnóstico final de hepatite crónica B (CHB) ou C (CHC), 113 - hepatite viral crónica combinada com doença hepática alcoólica. , 41 0

- ABD, 20 pessoas - coocorrência com ABP [10, p. 31; 36]. Quando o VHC e a infeção por álcool são combinados, há um aumento de 3 vezes no número de pacientes com cirrose e um aumento de 2 vezes no VHB e na infeção por álcool.

As regiões da Ásia Central e Oriental, do Norte de África e do Médio Oriente têm o nível mais elevado de infeção pelo VHC (>3,5%) [218, pp. 1333-1342].

Segundo D.E. Sekler et al. (2014), a situação no Uzbequistão no que respeita à incidência de várias formas de hepatite continua a ser tensa [120, pp. 2-5].

C. B. Azimova (2018) mostrou que o fator prognóstico para o desenvolvimento de CVC grave é um alelo mutante e genótipo G / G isoenzima CYP2E1, cujo portador pode ser devido ao alto metabolismo de toxinas e xenobióticos, aumento do estresse oxidativo e progressão do processo patológico e uma série de outras previsões científicas. Foi proposto o modelo do algo-ritmo prognóstico do curso da CVC, tendo em conta o papel dos possíveis factores que determinam os mecanismos moleculares-patogenéticos do curso da CVC [3, p. 35-37].

Assim, a prática clínica determina uma série de áreas prioritárias de investigação, tácticas de vigilância e tratamento do VHB e da CHC do ponto de vista dos epidemiologistas e virologistas como principais parâmetros de investigação.

§1.2. Distúrbios da função hepática na hepatite viral crónica

A. Aregay, et al. (2019) consideram que a literatura acumulou um número suficiente de publicações que abrangem os dados sobre as alterações estruturais e funcionais do fígado no contexto do CH [169, p. 889].

De acordo com S. B. Chuelov et al. (2007), os efeitos dos factores profibrogénicos do crescimento, da imunoregulação e dos tecidos, que podem ter uma natureza multidirecional, estão diretamente relacionados com o processo de fibrogénese hepática na CVH [8, p. 11; 147, p.5].

Na cronicidade do processo patológico, com base em exames clínicos gerais e instrumentais (ultrassom, cintilografia), deteção de marcadores serológicos de hepatite viral (PCR-indicação de HCV - RNA, HBsAg e anti-HCV Ig G e M) são determinados os estágios de afeção e atividade do processo patológico. Na hepatite crónica, foram reveladas correlações entre o dano endotelial e os parâmetros da síndrome de colestase, atividade de citólise com cirrose hepática, colestase, insuficiência hepatocelular e síndromes inflamatórios mesenquimais. [147, p. 77; 153, p.143].

Coppola N., Alessio L. (2019), Hikma-tullaeva A.S., Abdukodirova M.A., Asilov M.U. (2016) descobriram que o resultado da infeção por HCV em 75-85% dos pacientes era hepatite viral crónica, que representa cerca de 40% da doença hepática crónica. Os autores do estudo mostraram que "a doença prossegue principalmente em uma forma leve, e a formação de cirrose hepática é observada em 1/3 dos pacientes". [142, p. 25; 185, vol. 17]. "No entanto, os mecanismos exactos que levam ao desenvolvimento de resultados desfavoráveis em alguns doentes são atualmente desconhecidos." [126, p. 152; 142, p. 123].

I.A. Bulatova et al. (2017) analisaram os sinais laboratoriais de lesão hepática na CVHC. Os autores do estudo concluíram que "os testes bioquímicos, o ácido hialurónico (HA), a alfa-fetoproteína (AFP), o dialdeído malónico (MDA), a catalase, as citocinas e as leptinas são volumosos para determinar a gravidade da lesão hepática, a fase de fibrose e a LC na CHC detectada" [15, c. 87]. O estudo envolveu 100 doentes infectados com CHC na fase de exacerbação repetida. O grupo de controlo era constituído por 30 pessoas praticamente saudáveis. O desenvolvimento do processo fibrótico no fígado foi determinado por USE. Todas as fases da fibrose hepática na CHC se correlacionaram com a densidade do fígado segundo a elastografia por ultra-sons e com os níveis dos marcadores séricos HA e TNF-α ($r = 0,42$; $p = 0,001$ e $r = 0,41$; $p = 0,001$, respetivamente). O aumento mais pronunciado dos níveis de VEGF, MDA e leptina é observado nas fases de lesões fibróticas expressas com diminuição da síntese de fracções proteicas e da contagem de plaquetas. A concentração sérica de HA e TNF-α reflecte o grau de lesão do tecido hepático e pode ser utilizada para diferenciar as fases de fibrose no fígado. A determinação da AFP, do VEGF, do MDA, da albumina, da catalase, da leptina e da contagem de plaquetas pode ser utilizada como teste adicional para diagnosticar fibrose grave em doentes com CHC.

Publicações científicas recentes incluem estudos sobre citocinas pró-inflamatórias e disfunção endotelial na doença hepática. Verificou-se que "os níveis excessivos do fator de necrose tumoral alfa (TNF-α) e da interleucina-6 (IL-6) que ocorrem na CL conduzem a lesões hepáticas graves e estão diretamente relacionados com a classe de cirrose de Chald-Pugh", tendo estes dados sido fornecidos por cientistas da República do Cazaquistão T.I. Davlyashin, B.A. Salhanov et al. (2010). [27, p. 26; 31, vol. 32].

Isto indica que os níveis das citocinas acima mencionadas estão correlacionados com a taxa de danos em doentes com esteatose e fibrose hepática. "A lesão endotelial manifestada pela produção excessiva do fator de crescimento vasculendotelial (VEGF) leva à formação de vasos adicionais (capilares sinusais) no contexto da inflamação e do desenvolvimento de fibrose no fígado." Em estudos conduzidos pelos autores A.P. Shchekov, L.P. Kotelnikov, I.N. Mugatarov et al. (2013) relataram que os níveis de VEGF diferiam significativamente em pacientes com fibrose e cirrose [150, pp. 451-

455]

Nos últimos anos, tem sido investigado o papel dos determinantes genéticos no desenvolvimento de doenças multifactoriais, incluindo a cirrose hepática.

O resultado final da infeção pelo VHC é claro já nas fases iniciais da infeção. Assim, "uma resposta imune peculiar de células T CD8 + está associada à eliminação do vírus, em doentes crónicos predomina uma resposta Th2. Estes dados sugerem que uma resposta imunitária celular eficaz é considerada como o principal mecanismo de controlo do VHC. Os mediadores da resposta imunitária específica são considerados citocinas, que são péptidos de baixo peso molecular com diferentes funções produzidos por várias células do sistema imunitário. A capacidade de produzir diferentes citocinas é determinada por variações genéticas" estudadas por Azimova S.B. (2018) [3, p. 35].

Dados dos autores J. Sarvari, A. Moattari et al. (2016) "early and full production of IFN-gamma - as the main antiviral therapy cytikine plays against HCV in fection" [287, c. 301]. O interferão ativa a expressão de proteínas com ação antiviral - OAS, PKR, MxA, que, por sua vez, impedem a transcrição e a tradução dos vírus. Dado que o IFN e as proteínas antivirais (MxA, OAS e PKR) são componentes importantes do sistema imunitário inato, o polimorfismo dos seus genes pode influenciar a progressão da doença. Assim, numa análise do efeito do polimorfismo do gene IFN-b na carga viral do VHC na posição +874 e na gravidade da doença hepática em 302 doentes com CHC confirmado histologicamente, verificou-se que o alelo T e a idade eram factores independentes. Foi demonstrado que a atividade antivírica está associada a polimorfismos de genes codificadores de proteínas estimuladas por IFN. Assim, o genótipo CT na posição -168 da região promotora -168 do gene PKR está associado à eliminação do VHC, a baixa frequência de deteção do genótipo GG na posição -88 do gene MXA está associada à eliminação do VHC e à não resposta ao PVT. Genótipo AVT, G' na região não traduzida 3, OAS-1 - baixa frequência de deteção na eliminação do VHC. Nas diretrizes internacionais, o principal objetivo terapêutico é a supressão sustentada da replicação na terapia da infeção crónica pelo vírus da hepatite B (VHB). Os micronutrientes desempenham um papel fundamental na doença hepática. Os autores do estudo H. Schmilovitz- Weiss, et al. (2019), identificaram o estudo das alterações nas concentrações de micronutrientes no fígado durante os períodos de tratamento do VHB. Onze elementos vestigiais (manganês, chumbo, níquel, crómio, cádmio, ferro, cobre, zinco, prata, cobalto e alumínio) foram estudados por espetrometria de massa de plasma indutivamente acoplado em material de biópsia hepática (antes do tratamento e no sexto mês do período de tratamento). No sexto mês de tratamento, as concentrações de zinco e cobre foram maiores em comparação com os valores de pré-tratamento (a média de zinco pré-tratamento foi de 48,05 µg/g e 6 meses após o tratamento inicial foi de 74,9 µg/g, p 0,035; a média de cobre pré-tratamento foi de 2,82 µg/g e che- 6 meses depois foi de 5,31 g/g, p 0,002). Os níveis de zinco e cobre no tecido hepático aumentaram em paralelo com a melhoria da inflamação em pacientes com tratamento antiviral do VHB [289, p. 201].

Além disso, existem agora provas crescentes de que os métodos não invasivos de diagnóstico da fibrose, como os marcadores substitutos, são susceptíveis de se tornarem tão importantes como a biópsia hepática para a decisão inicial de tratamento, bem como no acompanhamento de doentes crónicos com VHB.

A nível mundial, a imunização infantil de rotina contra o VHB aumentou, com uma cobertura estimada de 84% em 2017. Apesar disso, são necessários esforços em muitos países para globalizar esta cobertura e garantir programas nacionais para uma imunização consistente dos grupos de risco.

De acordo com estudos realizados por SK. Shin et al (2019) a eficácia da vacinação, é melhorada pela terapia combinada [293, p. 264]. Estudos de cientistas B. Todorovska, et al, (2019) nos permitem falar sobre as peculiaridades do curso da hepatite C em pacientes com excesso de peso corporal [304, p. 164].

Os autores de Stavropol M.P. Dubyansky et al. (2017) no seu estudo avaliaram a alteração da atividade metabólica dos neutrófilos e monócitos no sangue de doentes com hepatite viral crónica C em função das propriedades elastográficas do fígado naturalmente. [30, c. 75]. Os autores referem que o principal risco de cronicização da hepatite C é a tendência para uma evolução assintomática (50-80%) com o desenvolvimento subsequente de cirrose hepática em 10-20% dos doentes no espaço de 15-20 anos após o início da doença infecciosa. Esta tendência é também confirmada por estudos efectuados por outros autores. Estudos efectuados no Cold Spring Harbor Labouratorium Press A.Virzì, A.A. Suarez, T.F. Baumer (2020) acreditam que o VHC induz e contribui para a progressão da doença hepática ao perturbar uma série de vias de sobrevivência, proliferação e metabolismo no microambiente celular pró-inflamatório [310, p. 373]. Os recentes avanços na terapia antivírica com agentes antivíricos de ação direta (DAA) podem curar >90% dos doentes com VHC. No entanto, o tratamento viral não pode eliminar completamente o risco de CHC, especialmente em doentes com doença hepática avançada ou comorbilidades. O VHC induz uma pegada epigenética viral. Os padrões de sinalização persistentes induzidos pelo VHC podem servir de bio-marcadores para estratificar os doentes tratados com VHC com elevado risco de CHC. Além disso, estas vias de sinalização são potenciais alvos para novas estratégias quimiopreventivas.

A. Petruzziello, et al. (2019) acreditam que a modificação das LSECs na infeção pelo HCV é atualmente mal compreendida. As células endoteliais sinusoidais presentes no fígado (LSEC) são tipicamente caracterizadas pela presença de poros (fenestrae) [276, p. 73]. Em algumas condições patológicas, sofrem "capilarização", um processo caracterizado pela perda de fenestrae e aquisição de um fenótipo vascular. Na doença hepática crónica, a capilarização precede o desenvolvimento de fibrose. Dado que o VHC provoca alterações importantes nos hepatócitos, e dada a estreita associação, os investigadores decidiram estudar em pormenor as alterações nos LSEC em indivíduos com hepatite crónica dependente do VHC. A análise por microscopia eletrónica e a avaliação da expressão de CD32, CD31 e caveolina-1 mostraram que se observam alterações morfológicas significativas na infeção pelo VHC, mantendo a sua identidade fenotípica. A capilarização foi observada apenas em casos nas fases iniciais da fibrose. Os resultados obtidos mostraram que a gravidade das alterações dos LSECs parece estar correlacionada com os danos nos hepatócitos e com o estádio de fibrose, o que nos permite lançar um novo olhar sobre a patogénese da hepatite crónica pelo VHC.

R.-G. Mihăilă et al. (2019) acreditam que a gravidade da fibrose hepática hoje pode ser avaliada de forma não invasiva medindo a rigidez do fígado. Elas- tografia transitória vibracional, elastografia de ondas de cisalhamento ou elastografia de ressonância magnética são cada vez mais utilizadas para esse fim. Este artigo apresenta os recentes avanços na utilização de novos métodos de avaliação da fibrose hepática na hepatite C crónica, mostrando a correlação entre a rigidez hepática e a fibrose [254, p. 85]. Foram também apresentados dados sobre a monitorização dos resultados do tratamento, a avaliação da gravidade da hipertensão portal e a presença de varizes esofágicas. De acordo com os resultados da pesquisa de artigos científicos de janeiro de 2017 a janeiro de 2018 nas bases de dados PubMed e PubMed Central, valores de rigidez superiores a 17 kPa podem ser um preditor independente da presença de varizes esofágicas. Assim como o baço com uma extensão longitudinal ≥15 cm. A redução progressiva e persistente da rigidez hepática depende da obtenção de uma resposta virológica sustentada. A falta de redução da rigidez hepática foi associada a recaídas na linha de base. Os autores concluem que a rigidez hepática fornece uma chave para compreender a gravidade e a evolução da doença hepática.

A procura de formas de resolver este problema não perde a sua relevância entre cientistas e clínicos. Cientistas da Universidade Médica de Voronezh Y.G. Pritulina et al. (2017), fornecem "a experiência de tratamento de pacientes com hepatite C crónica. Os pacientes receberam Remaxol para todos os fins, não foram reveladas reacções adversas no modo do produto. O teste da dinâmica do perfil de citocinas em amostras de biópsia não revelou uma diferença fiável nos resultados, mas provou uma direção mais correta da normalização das caraterísticas da HA nesta categoria. A terapia de infusão de Remaxol influencia positivamente a direção clínica do CHC serotipo 3a, diminui a gravidade dos principais síndromes clínicos (astenovegetativos e colestáticos); A direção de doze dias de Remaxol, contendo CHC serotipo 3a, melhora a posição ativa do fígado, o que é confirmado por uma redução da gravidade dos principais síndromes bioquímicos, citólise e colestase, o que contribui para o desenvolvimento de efeitos estabilizadores da membrana e anticolesterol. A inclusão de Remaxol no esquema de tratamento da CHC dolorosa do serotipo 3a promove a obtenção de um efeito imunocrítico citoprotector e aumenta a eficácia da cura. [109, c. 41].

Os autores M. Lu, et al (2019) que realizaram um estudo de "grau inflamatório No2 e/ou estágio fibrótico F2 usando o sistema METAVIR em CHB com níveis normais de ALT (PNALT) [245, p. 1210; 1217] são dedicados a mudanças nos parâmetros histológicos do fígado. O estudo foi efectuado em 392 doentes com ALT normal (40 UI/L), com mais de 2 meses de intervalo, durante um período de 12 meses. Foram efectuadas análises múltiplas para identificar preditores independentes de CHSL nos grupos ALT altamente normal (HNALT) (ALT-20 UI/L) para identificar preditores independentes de CHSL (LNALT) (ALT-20 UI/L), respetivamente. Dos 392 pacientes com PNALT, 291 (74,2%) eram hNALT e 101 (25,8%) eram LNALT. A prevalência de CHSL foi maior no grupo hNALT do que no grupo LNALT (36,4% vs. 19,8%, p 0,002). A análise multivariada mostrou que a idade (OR-1,121, IC95%, 1,044-1,204, $p<0,002$) foi o único preditor independente de CHCS. A idade, a ALT e a GGT demonstraram ser preditores independentes de CHSL em doentes com HNALT. Podem ser utilizados para o rastreio da CHSL, para selecionar candidatos para biópsia hepática e para uma terapia antiviral adequada.

T.E. Polunina et al. (2017) partilham a sua experiência de desintoxicação extracorporal de hepatites virais A, B e C num tratamento complexo. "Foram observados 39 militares com idades compreendidas entre os 18 e os 40 anos (13 doentes com hepatite viral A, 3 doentes com hepatite viral A moderada, 18 doentes com hepatite viral A grave, 5 doentes com hepatite viral B e hepatite C). Os resultados destes estudos mostram que a utilização de métodos extracorporais de desintoxicação reduzirá o tratamento das hepatites virais A, B e C"[107, p. 40].

Chen G. et al. (2006) desenvolveram um novo ensaio de despistagem de elevado rendimento baseado na deteção, em células-alvo, de novas pequenas moléculas que bloqueiam a interação inicial da Pol do VHB com o seu modelo de replicação, o ARN pré-genómico viral (pgR- NA). Analisámos cerca de 110 000 pequenas moléculas para verificar a sua capacidade de impedir que a Pol do VHB reconheça a estrutura do laço do pgRNA 5 'epsilon (ε), identificando a (Z)-2-(alilamino)-4-amino-N'-cianotiazol-5-carboximidamida (AACC). Os resultados quantitativos de RT-PCR e Western blot obtidos utilizando nu- cleocapsídeos virais mostraram que a AACC reduz significativamente o nível de pgRNA encapsidado e bloqueia a montagem do capsídeo sem afetar a expressão da proteína central em células estáveis replicantes do HBV." [180, c. 1799]. Como resultado, a acumulação intracelular e extracelular de ADN viral foi fortemente reduzida. A AACC exibiu atividade inter-genotípica contra os genótipos B, C e D. Em particular, a AACC inibiu a replicação viral da lamivudina e do inibidor do capsídeo resistente ao VHB e mostrou efeitos sinérgicos com NAs e inibidor do capsídeo. Em conclusão, mostramos que "uma nova classe de compostos que visam especificamente as interações ε-Pol impedem a encapsidação do pgrna em cápsides virais. Esta nova classe de inibidores do VHB inibe potencialmente a amplificação do VHB com caraterísticas distintas das NAs existentes e de outros fármacos atualmente em desenvolvimento, prometendo acrescentar valor às terapias existentes para o VHB.

A determinação do valor do nível de adiponectina em função da gravidade da fibrose e da atividade histológica em doentes com hepatite C crónica e síndrome metabólica foi prevista no artigo de L.D. Pestrenin et al (2017). "O estudo foi realizado em 72 pacientes com hepatite C crónica e síndrome metabólica. Em todos os pacientes, o nível de adiponectina no soro foi determinado e o índice de massa corporal foi calculado. O nível de alterações fibróticas no fígado, bem como o nível de alterações histológicas em estudos citológicos foram determinados pela escala METAVIR. A idade média do grupo de estudo foi de 40,73 ± 6,3 anos. Predominaram os doentes com um índice de massa corporal de 26-30 kg/m^2 (61,1%). Não houve diferenças de género na frequência da obesidade abdominal em todos os doentes com obesidade abdominal. 73,6% dos casos eram doentes com fibrose hepática moderada a grave; 44,4% tinham atividade histológica moderada a grave. O valor médio da adiponectina foi de 9,36 ± 3,28 µg / ml. Foram revelados os baixos valores de adiponectina em doentes com CVH em violação dos processos metabólicos no corpo e a sua caraterização comparativa com o grupo de controlo. O nível de adiponectina nas mulheres é menor do que nos homens ($p <0,05$). Observa-se uma correlação negativa entre o IMC e os índices de adiponectina. Em doentes com hepatite C crónica e síndrome metabólica, os níveis séricos de adiponectina diminuíram com o aumento do estádio de fibrose e com o aumento da atividade do processo patológico no fígado." [106, c. 118].

Assim, a análise dos dados da literatura permite traçar as principais alterações hepáticas que ocorrem nos doentes no contexto das hepatites virais B e C.

§1.3. Abordagens modernas ao tratamento do fígado na hepatite crónica B e C

Atualmente, o "padrão de ouro" do tratamento da infeção pelo VHC é a terapia combinada com interferões peguilados e ribavirina. No contexto do tratamento, desenvolvem-se vários acontecimentos adversos que reduzem a qualidade de vida dos doentes e a sua adesão ao tratamento M.G. Kazachenko, I.A. Karpov (2011). A normalização das anomalias histológicas do fígado é o principal objetivo da terapia da CVH [50, p. 6]. A análise da literatura mostrou que a terapia antiviral pode reduzir a progressão da fibrose hepática, especialmente em pacientes com uma resposta viral sustentada. No entanto, a maioria dos estudos limitou-se a resultados a curto prazo e a rigidez hepática foi avaliada por métodos não invasivos. "Trinta e um doentes que estavam a receber peginterferão + Ribavirina foram incluídos no estudo. Aqueles que obtiveram uma resposta virológica persistente foram submetidos a uma biopsia hepática antes e depois do tratamento [8, p.47]. A manifestação histológica da fibrose e da inflamação foi avaliada utilizando o sistema de pontuação METAVIR e os critérios do índice de atividade histológica (HAI). Foram analisados vários factores associados à resposta histológica. De acordo com os resultados, o intervalo médio entre duas biopsias foi de 9 meses. As percentagens de doentes com regressão, estase e progressão da fibrose foram de 19%, 45% e 36%. Um total de 71% dos doentes obteve melhorias, enquanto 6% e 23% dos doentes apresentaram doença estável e progressão, respetivamente. Os doentes sem fibrose progressiva basal e os doentes com uma pontuação HAI basal mais baixa apresentaram um risco mais elevado de agravamento da fibrose. Um quadro histológico positivo foi encontrado mais frequentemente em doentes com uma terapia antiviral bem sucedida".

Öksüz, Z et al (2020) estudaram retrospetivamente amostras de soro de 91 doentes HBeAg-negativos que receberam previamente PEG-IFN isoladamente ou que tomaram concomitantemente entecavir num ensaio aleatório. O RNA do VHB foi determinado por PCR digital. "Ao analisar os dados do estudo, verificou-se que, após três anos de intervenção terapêutica, a resposta virológica duradoura obtida (MVR, HBV DNA lt; 2000 IU/mL) e a eliminação do antigénio de superfície da hepatite B (HBsAg) foram 37,4% (34) / 91) e 7,7, respetivamente. % (7/91). As taxas de ARN do VHB sérico primário foram associadas ao ADN do VHB e ao ADN de anel covalentemente fechado, mas não aos títulos de HBsAg. A análise de movimento múltiplo mostrou que o RNA do VHB e o HBsAg pré-tratados não estavam relacionados com a resolução do MVR e do HBsAg. O RNA do VHB (logaritmo truncado de 2.010 cópias/mL) foi identificado com valor positivo (PPV) e valor negativo na previsão de MVR em 80,8% e 80,0%, respetivamente." [262, c. 1757].

L. Macken et al (2019) desenvolveram medicamentos antivirais de ação direta que revolucionaram o tratamento da infeção crónica pelo vírus da hepatite C (VHC). Os autores descrevem uma experiência real de DAAs no Veli-UK. "Foram selecionados doentes de 33 centros hospitalizados com um diagnóstico de VHC num regime de AAD (março de 2014 - novembro de 2016) que participaram no estudo de coorte nacional HCV Research UK (HCVRUK). Estes dados foram introduzidos prospectivamente numa base de dados de campo centralizada. Os dados foram apresentados como mediana (Q1-Q3). Dos 1448 doentes tratados, 1054 (73%) eram do sexo masculino, a idade média era de 54 anos (47-60 anos), 900 (62%) tinham o genótipo 1 e 455 (31%) tinham o genótipo 3. A maioria, 887 (61%), tinha cirrose e 590 (41%) tinham uma experiência de tratamento repetido. Os regimes utilizados no regime PPPD foram sofosbuvir (SOF) / ledipasvir / ± ribavirina (625/900, 69%) e ombitasvir / paritaprevir / dasabuvir / ± RBV (220/900, 24%) e genótipo 3 SOF / daclatasvir. + Ribavirina (256/455, 56%) e SOF / terferão / ribavirina (157/455, 35%). Entretanto, 1321 (91%) obtiveram uma resposta virológica estável (UVO12), 87% vs. 3,93% vs. genótipo 1, P<0,001. O tratamento anterior para cirrose não teve efeito sobre a RBC12. Os factores de previsão de um efeito negativo da terapêutica foram o genótipo 3, OR, 2,015 (95% Di: 1,279-3,176, P = 0,003), e o sexo masculino, OR, 1,878 (95% Di: 1,0713,291, P = 0,028) [246, c. 1979; 1988]. Os dados de um estudo realizado no Reino Unido revelaram que uma coorte predominantemente cirrótica do genótipo 1/3 do VHC confirmou a eficácia dos AAD com uma RVS12 global de 91%, com 51% de compensação após o tratamento. A infeção pelo genótipo 3 foi um fator de previsão de insucesso do tratamento".

A Associação Europeia para o Estudo do Fígado (EASL) recomenda a utilização de regimes sem interferão baseados na BLD no tratamento do CHC [EASL 2016]. A sua utilização na Federação da Rússia é limitada tanto pela peculiaridade da sua importação (medicamentos que não foram submetidos a registo estatal e não podem ser utilizados na Federação da Rússia) como pelo seu custo muito elevado. Os esquemas que contêm peginterferões (PEG-IFN) continuam a ser procurados em instituições médicas que organizam e realizam CTC PVT em regime ambulatório. A.V. Mamonov (2017) [77, p. 28].

M. Sayiner, et al. (2016) determinaram que o recetor x farnesóide (FXR) é um alvo promissor para a esteato-hepatite não alcoólica e a fibrose. Embora vários agonistas FXR tenham demonstrado efeitos antifibróticos em vários modelos animais pré-clínicos, a taxa de resposta e a eficácia em ensaios clínicos não têm sido óptimas. A administração profilática de ácido obeticólico foi também investigada para prevenir a ativação e a fibrogénese das células estreladas hepáticas [288, p. 205].

Indicadores de dinâmica positiva durante o tratamento com Ferrovir em CVH C (HCV RNA +) e B + C (HCV RNA +). Ao estudar os indicadores de ALT e de ARN do vírus no contexto da terapia com Ferrovir, observou-se uma rápida diminuição do nível de ALT para valores normais, e o ARN do VHC desapareceu impercetivelmente no período de 6-12 meses. Os dados obtidos permitiram recomendar o Ferrovir a doentes com elevada replicação do VHC. O autor do estudo salienta que, no grupo principal de doentes que receberam Ferrovir, a redução da atividade citolítica foi acompanhada por uma dinâmica favorável. Assim, foi observada uma regressão positiva em 4-6 semanas em 83% dos doentes do grupo principal e em 3 meses após o início da terapêutica - em 17% dos doentes. É de salientar que nenhum destes doentes teve recaídas do vírus RNA durante o período de acompanhamento de 6 meses.

Com base numa pesquisa nas bases de dados PubMed, Google Scholar e Scopus, os autores selecionaram estudos relacionados com o VHBr em vários contextos. O objetivo do estudo é a gestão consensual unificada de doentes em risco de HBVr. Verificou-se que o antigénio de superfície da hepatite B positivo (HBsAg), um nível basal elevado de ADN do VHB, um antigénio do vírus da hepatite B positivo (HBeAg) e um título de anticorpos de superfície da hepatite B (HBsAb) inexistente ou baixo antes do tratamento eram os factores de risco viral mais importantes. Para além disso, o rituximab, a antraciclina e diferentes tipos de inibidores do TNF-α foram destacados como terapêuticas. Após análise da eficácia da profilaxia do VHBr, concluiu-se que os indivíduos com elevado risco de desenvolver resistência antivírica não devem utilizar imunossupressores de ação prolongada. A administração de medicamentos antivirais contra o VHB no início da terapêutica imunossupressora ou da quimioterapia demonstrou ser eficaz. Também podem ser administradas medidas profilácticas antes da terapêutica. Para a maioria dos regimes imunossupressores, a terapia antiviral deve ser continuada durante pelo menos 6 meses após a interrupção dos medicamentos imunossupressores. No entanto, em casos que envolvam a utilização de rituximab ou o transplante de células estaminais hematopoiéticas, o momento ideal para a profilaxia deve ser prolongado. De acordo com estudos recentes, foram formuladas recomendações relativas ao rastreio, monitorização e tratamento do VHB. Os autores recomendam a identificação dos doentes em risco de contrair o VHBr antes do início da terapêutica imunossupressora, que constitui uma parte indiscutível do tratamento.

Embora a terapêutica antivírica seja "bem sucedida" em termos de eficácia na eliminação do vírus, existem determinados efeitos secundários desta terapêutica após a terapia antivírica, nomeadamente alterações nos níveis de glutatião, ácidos biliares e transporte de células adiposas. A terapia de proteção dos hepatócitos reduz estes efeitos secundários;

- Redução do risco de processos fibróticos no fígado.
- A chave da proteção é a eliminação da citólise, da colestase e da atividade inflamatória.

O principal objetivo da proteção é a prevenção da fibrose. Ao mesmo tempo, a proteção deve afetar diretamente as principais condições sindromáticas que aumentam o risco de desenvolvimento de fibrose, nomeadamente a esteatose hepática, o processo inflamatório ativo e as perturbações gastrointestinais. Para prevenir a CL e o CHC, muitos autores são da opinião de que a citoprotecção deve ser aplicada a cada caraterística sindrómica. Muitas condições patológicas estão relacionadas com os distúrbios de colestase, os factores causais são doenças de etiologia viral, hepatite pós-fármaco, devido a distúrbios auto-imunes, em lesões orgânicas do sistema biliar.

Quando a colestase é perturbada, ocorre um processo necrótico nos hepatócitos [4, p. 28; 31]. Assim, quando é necessário proteger os hepatócitos, devemos ter em conta a terapia polissindrómica, porque ao atuar em vários pontos da lesão conseguimos a universalidade do tratamento do processo patológico. Investigadores do Japão "durante o período de treze anos de observação em pacientes com VHC na população de terapia com glicirrizina (178 pacientes) determinaram que o desenvolvimento de LC foi de 28% e 40% respetivamente no grupo de controlo (100 pessoas) e 15 anos com o uso de glicirrizina. (84 pacientes), respetivamente. O desenvolvimento de CHC foi observado em 13% e 25% dos indivíduos em relação ao grupo controle (109 pacientes) ($p<0,002$). Os resultados acima referidos foram associados à supressão da formação de colagénio e à diminuição da atividade das células Ito" [9, c. 10; 15]. Além disso, na terapia complexa, é necessário restaurar as reservas de glutatião. De acordo com os dados da literatura, verificou-se que nos doentes o glutatião (600 mg) após 30 dias de terapia reduziu eficazmente os sintomas da síndrome citolítica e colestática.

Outro estudo realizado em 2017 mostrou que o aumento da dose de glutatião para 1200 mg pode encurtar a duração do tratamento e obter bons resultados em doentes com patologia hepática após 15 dias. Em terceiro lugar, é necessário ter em conta a principal caraterística sindrómica para determinar a escolha do medicamento. Com base nisto, são prescritas determinadas categorias de hepatoprotectores para a prevenção e o tratamento da FL. A escolha do hepatoprotector depende do estado funcional do fígado e das principais síndromes clínicas.

Cientistas da Academia Médica de Yaroslavl avaliaram a eficácia terapêutica de medicamentos com efeito hepatoprotector em doentes com hepatite B e C (HBV e HCV) num modelo experimental de hepatite, tendo em conta o teor de aminas neurogénicas e os seus coeficientes [16, p. 28].

De acordo com as ideias modernas, o desenvolvimento da fibrose hepática pode ser explicado não só pela produção excessiva de componentes da matriz extracelular, mas também pelo desequilíbrio dos processos de formação e degradação dos componentes da matriz extracelular. A EQ produz diretamente substâncias activas com uma ação multifacetada, que têm a capacidade de estimular a reabsorção da matriz extracelular e

de parar este processo. De acordo com o estudo, Armstrong G.L. et al. (2004) descobriram que as principais enzimas que levam à desintegração da substância extracelular são as metaloproteinases da matriz (MMPs), cujo principal ativador é a proteína plasmina [272, p. 529]
Os resultados dos estudos de muitos autores sugerem que as células estreladas do fígado produzem MMPs e os seus activadores, que convertem os precursores das MMPs na forma ativa. Além disso, as células Ito produzem metaloproteinases intracelulares (TIMPs). A produção de MMP e TIMP é finamente regulada em função do estado de ativação das SC, que reflecte a remodelação da matriz extracelular durante a lesão hepática crónica. Nas fases iniciais, as células Ito produzem MMP-1, MMP-2, MMP-3, MMP-9 e os seus activadores, mas não sintetizam TIMP, o que resulta na substituição da matriz normal dos espaços subendoteliais por colagénio.
Por outro lado, as células Ito totalmente activadas param a produção de MMP e sofrem a expressão de TIMP, resultando numa diminuição significativa da atividade colagenolítica no fígado. Várias citocinas controlam simultaneamente várias funções das células fibrogénicas. Assim, o fator de crescimento transformador-b, a interleucina-1 e a leptina apoiam a ativação das células Ito, aumentam a síntese de colagénio e induzem significativamente a TIMP-1. Também prolonga a vida das células, alterando a taxa de crescimento [1, p. 15].
No seu trabalho, Kurysheva M.A. (2010) demonstrou a importância da deteção e da avaliação do grau de fibrose associado a uma ob- meneidade prejudicada entre os hepatócitos e o sangue nos espaços sinusoidais, à derivação do sangue, à transição para a doença hepática crónica e à diminuição da eficácia da terapia dos doentes [65, p. 3].
Com base no que precede, a fibrose hepática parece ser um processo complexo, com várias fases, em resposta a muitos factores nocivos, entre os quais a hepatite viral desempenha um papel importante. Atualmente, existem várias opções de diagnóstico disponíveis para determinar o grau de fibrose. Entre elas, os estudos morfológicos são considerados o "padrão de ouro". T. Vescovo et al. (2016) mostraram em seu trabalho que o futuro está nos métodos bioquímicos e moleculares, que no futuro não só abrirão caminho para o diagnóstico não invasivo da fibrose, mas também criarão novas oportunidades, terapia medicamentosa sobre os mecanismos de desenvolvimento do processo fibrótico. [308, c. 853].
No artigo M. Gaggini (2019) apresenta os resultados dos indicadores de adiponectina em pacientes do grupo principal com CHC com distúrbios do metabolismo de órgãos, dependendo de processos fibróticos no fígado. Este trabalho incluiu no estudo 72 indivíduos diagnosticados com CHC e distúrbio do IMC, ou seja, mais síndrome metabólica. O índice de massa corporal foi calculado em todos os doentes e os níveis séricos de adiponectina foram determinados. O LF foi determinado por exame citológico do material de biópsia obtido por punção biológica de acordo com a escala METAVIR. A idade média do grupo de estudo foi de 40,73 ± 6,3 anos. Predominaram os doentes com um índice de massa corporal de 26-30 kg/m^2 (61,1%). Não houve diferenças de género na frequência da obesidade abdominal em todos os doentes com

obesidade abdominal. 73,6% dos casos eram doentes com fibrose hepática moderada a grave; 44,4% tinham atividade histológica moderada a proeminente. O valor médio da adiponectina foi de 9,36 ± 3,28 µg / ml. Verificou-se uma diminuição significativa dos níveis de adiponectina nos doentes com CHC e síndrome metabólica em comparação com indivíduos saudáveis. Os níveis de adiponectina eram mais baixos nas mulheres do que nos homens (p <0,05). Foi encontrada uma relação inversa entre o peso corporal e os níveis de adiponectina. Os níveis de adiponectina no soro sanguíneo em doentes com hepatite C crónica e síndrome metabólica diminuíram com o aumento da gravidade da fase de fibrose e da gravidade da atividade do processo patológico no fígado [209, p. 859].

Os cientistas búlgaros B. Todorovska, V. Caloska-Ivanova (2019) consideraram a possibilidade de terapia antiviral utilizando estatinas na terapia. A infeção crónica pelo vírus da hepatite C é uma causa mais frequente de cirrose hepática e de carcinoma hepatocelular. As estatinas, que inibem a replicação do VHC in vitro, aumentam o efeito antiviral dos medicamentos antivirais já conhecidos e reduzem a sua resistência. Os autores determinaram o efeito de uma terapia adicional (atorvastatina 20 mg) à terapia antiviral padrão (interferão peguilado alfa-PEG-IFN α e ribavirina) na obtenção de uma resposta virológica duradoura (RVS) [304, p. 1641; 1647]. O estudo, que foi comparativo, aberto, prospetivo-retrospetivo, incluiu 70 pacientes com diagnóstico de doença crónica pelo vírus da hepatite C. Os doentes foram selecionados de acordo com os critérios de tratamento com terapia antivírica padrão em combinação com terapia antilipidémica (Atorvastatina 20 mg). Os doentes foram divididos em dois grupos: um grupo de 35 doentes recebeu terapêutica combinada (Atorvastatina + PEG-IFN α + Ribavirina) e o outro grupo de 35 doentes recebeu apenas terapêutica antivírica padrão. Todos os doentes foram submetidos a genotipagem, quantificação do vírus, avaliação histológica do grau de inflamação e fibrose hepática (antes do tratamento), presença de esteatose, análises laboratoriais: estado hematológico, hepático, lipídico e de hidratos de carbono, nível de insulina no sangue (cálculo HOMA-IR) e cálculo do índice de massa corporal (IMC). O resultado do tratamento dos doentes dependia do genótipo do vírus. Assim, os doentes com genótipos 1 e 4 receberam uma terapêutica antiviral padrão durante 48 semanas e os doentes com genótipos 2 e 3 receberam uma terapêutica antiviral durante 24 semanas. A RVS foi considerada como um nível indetetável de ARN do VHC 24 semanas após a conclusão da terapia antiviral. Os resultados foram analisados estatisticamente e foram considerados estatisticamente significativos com p < 0,05. A terapêutica combinada conduz a uma taxa de RVS ligeiramente superior (85,71%) em doentes com hepatite C crónica em comparação com a terapêutica padrão (74,29%), mas no grupo de doentes com genótipo 3 esta taxa de RVS é de 95,83%. A terapêutica combinada resulta numa melhoria significativa do estado dos lípidos e da glicose após o tratamento e, em termos de efeitos secundários, não foram observados eventos adversos graves que pudessem causar a interrupção da terapêutica. Os autores concluem que a terapêutica combinada com atorvastatina + interferão alfa peguilado + ribavirina conduz a uma elevada incidência de RVS de

95,83% em doentes com hepatite C crónica, genótipo 3.
Os vestígios de ARN do VHC podem persistir durante muito tempo após a terapia antiviral da hepatite C crónica no tecido hepático e nas células mononucleares do sangue periférico (CMSP), de acordo com os dados de alguns investigadores A. Wróblewska, B. Lorenc, M. Cheba, K.P. Bielawski, K. Sikorska (2019), mesmo que tenham sido repetidas leituras negativas do ARN viral no soro. Esta infeção latente está associada a uma resposta imunitária deficiente e ao risco de perturbações linfoproliferativas ou de doença hepática progressiva [315, p. 401]. Atualmente, não existem estratégias para monitorizar o estado dos doentes após o tratamento. Os investigadores averiguaram se os marcadores inflamatórios séricos e o genótipo IFNL do interferão podiam ser preditores da presença de ARN-VHC em doentes que obtiveram uma resposta vi- rológica sustentada após terapêutica sem interferão. Foram incluídos no estudo 42 doentes consecutivos que permaneceram negativos para o ARN-VHC no soro 24 semanas após o tratamento e durante o seguimento. A deteção foi efectuada utilizando PCR-RV ultrassensível nos 12-15 meses após a SRV. O ARN viral foi detectado em 31 (74%) doentes e, destes, 29 (69%) eram também positivos para o ARN-VHC. Nem a normalização da ALT nem o genótipo previram a presença de ARN-VHC residual. Num artigo de investigadores chineses, S. Pan, et al. (2018) avaliaram e compararam trinta modelos não invasivos para diagnosticar a fibrose hepática em doentes com hepatite B. [265, c. 2024].
As limitações acentuadas da biópsia hepática levaram ao desenvolvimento de modelos indirectos não invasivos para avaliar a fibrose hepática. Os investigadores tiveram como objetivo avaliar e comparar o desempenho de 30 modelos não invasivos para prever o estádio de fibrose no tratamento da ICC. Foram incluídos no estudo 576 doentes, com exame morfológico baseado em dados de biopsia hepática. O diagnóstico não invasivo foi efectuado em 30 doentes. A análise de correlação mostrou que apenas as alterações nos valores de FCI e Virahep-C estavam fracamente correlacionadas com as alterações nas pontuações de fibrose Iscak antes e depois do tratamento ($r=0,206$, $p<0,008$; $r=0,187$, $p<0,016$, respetivamente).
Outro artigo destes autores apresenta material que a diminuição da rigidez hepática pode não indicar regressão da fibrose em pacientes com hepatite crónica. Estes são os resultados de um estudo prospetivo de 78 semanas realizado por Z. Yang, et al (2017). Existem muito poucos dados fiáveis sobre a monitorização da fibrose em doentes com hepatite B crónica sob terapêutica antiviral. Foi também efectuada uma terapia antiviral de 78 semanas em doentes com HBC. Foram estudados 56 doentes. A rigidez do fígado diminuiu rapidamente (3,8 -1,68,6 kPa) em paralelo com o índice de atividade histológica de base com 11,3 (7,8-16,7) kPa. Em doentes com CHB a receber tratamento antiviral de 78 semanas, o único preditor de base do índice de fibrose, como reversão, são os dados da escala de Iscak [318, p. 2909].
Num estudo de investigação dos autores Abdel Alem, S. Elsharkawy, S. Elsharkawy, A. El Akel, W. G. Esmat (2019), foi realizado um estudo multicêntrico retrospetivo que incluiu 7256 doentes com CHC que receberam diferentes regimes terapêuticos

baseados no sofosbuvir. Foram registados os dados demográficos e laboratoriais de base. Foi obtida uma resposta vi- rológica sustentada na semana 12 pós-tratamento (SVR12) de 91,4%. A pontuação LS de base para TE e FIB-4 pode ser útil para prever o resultado do tratamento na nova era do DAAS e pode ser integrada para otimizar melhor a gestão dos doentes [159, p. 1009].

De acordo com um grupo de cientistas espanhóis J. Llaneras, M. Riveiro-Barciela, S. Lens (2019), cerca de 5% dos pacientes tratados com antivirais de ação direta (DAAs) não conseguem alcançar uma resposta virológica sustentada (SVR) [244, p. 666]. O regime atualmente aprovado para a recuperação de uma falha anterior de AAD é uma combinação de sofos- buvir, velpatasvir e voxilaprevir (SOF/VEL/VOX), embora existam poucos dados sobre a sua utilização na prática clínica. Os autores analisaram um estudo de eficácia e segurança do SOF/VEL/VOX no mundo real. Este estudo prospetivo e multicêntrico avaliou a eficácia do retratamento com SOF/VEL/VOX em doentes que tinham anteriormente falhado o tratamento com AAD. O objetivo primário foi a RVS 12 semanas após a conclusão do tratamento (RVS12). Foram também registados dados de segurança e tolerabilidade. Os seguintes resultados são apresentados a partir do estudo, 137 pacientes foram incluídos. Um total de 136 (99%) doentes atingiram níveis não fixos de ARN do VHC no final do tratamento. O nível global de RVS12 foi de 95% nos 135 doentes que atingiram este ponto. A RVS12 foi menor em pacientes com cirrose (89%, P = 0,05) e em pacientes com infeção GT3 (80%, p < 0,001). Os pacientes com infeção GT3 e cirrose tiveram a pontuação mais baixa de RVS12 (69%). Dos pacientes que não atingiram a RVS12, 1 paciente foi reinfectado e 7 tiveram um efeito negativo do tratamento (6 GT3, 1 GT1a). A presença de substituições relacionadas com a resistência não afectou a RVS12. Os efeitos secundários foram moderados e inespecíficos. Os dados do mundo real mostram que o SOF/VEL/VOX é uma terapia eficaz e segura para pacientes com uma resposta anterior ao tratamento com AAD, apesar da presença de substituições associadas à resistência. Os doentes com cirrose, contudo, continuam a ser o grupo mais difícil de tratar. Tratamento com Sofosbuvir/velpatasvir/voxilaprevir
(SOF/VEL/VOX) durante 12 semanas é a recomendação para 5% dos doentes infectados com o VHC que não atingem a erradicação viral quando tratados com antivirais de ação direta. Numa coorte espanhola de 137 doentes que falharam uma combinação anterior de antivirais de ação direta, a taxa de cura foi de 95% com SOF/VEL/VOX. As caraterísticas genotípicas do vírus (genótipo 3) e a presença de cirrose foram factores que reduziram a taxa de cura. O tratamento com SOF/VEL/VOX é uma terapia eficaz e segura devido à sua elevada eficácia e perfil de segurança positivo.

Os cientistas australianos K. Overton, J. Clegg, F. Pekin, (2019) relatam a experiência de tratamento de pacientes com VHC em ambientes prisionais. Os pacientes de New South Wales foram tratados com antivirais de ação direta (DAA) durante 12 meses, entre abril de 2016 e março de 2017. Foi realizado um estudo de coorte retrospetivo em 36 centros penitenciários em Nova Gales do Sul, com uma população total de

estudo de 13.000 prisioneiros a tempo inteiro. Os pacientes foram submetidos a elastografia transitória para avaliar a fibrose hepática, seguida de terapia com AAD. A percentagem de doentes testados às 12 semanas após o tratamento foi de 92% (396/430), com 34 doentes com uma carga viral detetável. 52 (7%) doentes tiveram alta antes da conclusão do tratamento e outros 211 (30%) tiveram alta antes da avaliação da RVS12. Estes resultados indicam uma taxa de cura de 57% (396/698). Não foram observadas diferenças demográficas. Os resultados acima referidos podem ser um componente importante de uma estratégia para eliminar a CHC como um problema de saúde pública até 2030 [264, p. 123].
As células endoteliais sinusoidais presentes no fígado são tipicamente caracterizadas pela presença de poros (fenestrae). Nalgumas condições patológicas, sofrem "capilarização", ou seja, perda de fenestrae e aquisição de fenótipo vascular. Na doença hepática crónica, a capilarização precede o desenvolvimento de fibrose. Dado que o VHC provoca alterações importantes nos hepatócitos. A análise por microscopia eletrónica e a avaliação da expressão de CD32, CD31 e caveolina-1 mostraram que ocorrem alterações morfológicas significativas na infeção pelo VHC, embora a identidade fenotípica seja mantida. A capilarização foi observada apenas em casos nas fases iniciais da fibrose. Os resultados obtidos mostraram que a gravidade das alterações parece estar correlacionada com a lesão dos hepatócitos e com o estádio de fibrose, o que nos permite lançar um novo olhar sobre a patogénese da hepatite crónica pelo VHC.
M. Abadía, M.L. Montes, D. Ponce (2019) revisaram o papel dos betabloqueadores no HCV. Montes, D. Ponce (2019) revisa o papel dos betabloqueadores no HCV. Os autores acreditam que as diretrizes atuais não abordam o manejo de pacientes com cirrose induzida pelo vírus da hepatite (HCV) e varizes esofágicas que recebem betabloqueadores como prevenção primária ou secundária de sangramento de varizes. Eles sugeriram que, em alguns desses pacientes, a hipertensão portal cai abaixo do limiar de sangramento após uma resposta virológica sustentada, tornando a retirada permanente do betabloqueador uma opção segura [158, p. 2665]. Os investigadores propuseram-se avaliar a progressão da hipertensão portal, as comorbilidades, a avaliação não invasiva e o risco de descontinuação do beta-bloqueante nesta população. Os critérios de inclusão para o estudo foram idade >18 anos, cirrose após CHC (diagnosticada por biópsia hepática ou elastografia transitória >14 kPa), resposta virológica sustentada após antivirais de ação direta. Além disso, varizes esofágicas com tratamento estável e prolongado com beta-bloqueadores como prevenção primária ou secundária de hemorragias. Os principais critérios de exclusão foram a hipertensão portal, varizes gástricas isoladas e doença hepática concomitante. Foram efectuadas análises ao sangue, elastografia transitória e endoscopia do trato gastrointestinal superior. O gradiente de pressão venosa hepática (HVPG) foi medido cinco dias após a descontinuação dos beta-bloqueadores. Os beta-bloqueadores podiam ser descontinuados se o gradiente fosse < 12 mmHg, a critério do médico assistente. Trinta e três pacientes tratados com propranolol ou carvedilol foram incluídos no

estudo: idade mediana de 64 anos, sexo masculino 54,5%, escore mediano do modelo de doença hepática em estágio terminal (MELD) 9, escore de Child-Pugh a 77%, contagem mediana de plaquetas 77.000 × 103/μL, albumina mediana 3,9 g/dL, ela-estatografia transitória basal mediana 24,8 kPa, 88% dos pacientes receberam prevenção primária. O tempo médio desde o final do
A diferença entre a medicação antiviral e o gradiente foi de 67 semanas. O gradiente de pressão venosa foi <12 mm Hg em 13 pacientes (39,4%). Na análise univariada, o único fator associado foi uma diminuição do índice de fusão em comparação com a linha de base. Na endoscopia, o tamanho das varizes diminuiu em 19/27 pacientes (70%), embora o gradiente tenha sido ≥12 mmHg em 12/19 pacientes. A área de elastografia para HVPG ≥ 12 mmHg foi de 0,62. Os beta-bloqueadores foram descontinuados definitivamente em 10/13 doentes com gradiente <12 mmHg, sem episódios hemorrágicos após um seguimento mediano de 68 semanas. A hipertensão portal desceu abaixo do limiar de hemorragia em 39% dos doentes mais de um ano após o tratamento antiviral.

§1.4. MicroRNAs: potenciais marcadores de fibrose e carcinogénese

Os microRNAs (miRNAs) são uma classe de pequenos RNAs não-codificantes estáveis com um comprimento de nucleótidos de 20-22 [5, p. 1120]. São reguladores pós-transcricionais da expressão genética, inibindo a tradução do mRNA ou clivando o mRNA [6, p. 51].

Os microRNAs são controladores de muitos processos celulares nos organismos vivos (de acordo com diferentes estimativas, 30 a 60% dos genes humanos são alvos de microRNAs) [16, p. 455; 459, 17, p. 25].

A particularidade desta molécula é a sua estabilidade na corrente sanguínea em todas as condições do organismo [4, p. 28; 31, 8, p. 47].

T. Vescovo, et al. (2016) afirmam que os métodos não invasivos são exactos e convenientes para a avaliação da fibrose hepática. Os microRNAs são pequenos RNAs, constituídos por 19-25 nucleótidos, e atualmente podem ser biomarcadores específicos de condições patológicas no organismo. Sabe-se também que o miRNA 122 está associado à replicação viral e à fibrose hepática na infeção crónica pelo vírus da hepatite B (VHB) e pelo vírus da hepatite C (VHC) [308, p. 853; 861]. Os autores mediram os níveis séricos de miR-122 em doentes infectados com VHB e VHC, confirmados por biópsia hepática, e investigaram também um novo marcador de fibrose hepática, a proteína Mac-2 positiva para aglutinina de ligação ao fígado de Wisteria floribunda [WFA (+) - M2BP]. Avaliaram o valor de diagnóstico destes marcadores na fibrose e inflamação hepáticas em doentes com infeção viral crónica. Os níveis séricos de miR-122 dos doentes infectados pelo VHB eram mais elevados do que nos indivíduos de controlo. Os doentes infectados pelo VHB apresentavam níveis séricos de miR-122 significativamente mais baixos em doentes com fibrose hepática grave. O WFA (+) - M2BP no soro foi significativamente mais elevado, dependendo tanto do estádio da fibrose como do grau de atividade inflamatória em doentes com infeção por HBV e HCV. Os investigadores observaram também que níveis séricos

mais elevados de WFA(+) - M2BP eram mais preditivos de fibrose hepática avançada em doentes infectados pelo VHB com níveis séricos mais baixos de miR-122.
Assim, níveis séricos mais baixos de miR-122 são um fator de previsão de fibrose hepática progressiva em doentes com VHB. O WFA (+) - M2BP sérico pode prever a fibrose hepática na infeção pelo VHB e pelo VHC. A combinação destes sintomas pode levar a uma avaliação mais exacta da fibrose hepática na infeção pelo VHB.
A particularidade dos microRNAs é a sua estabilidade na corrente sanguínea. [9, p. 291; 300, 10, p. 31; 36]. Assim, os resultados do estudo mostraram que os microRNAs podem ser utilizados mesmo após o congelamento, bem como após o descongelamento. Os resultados foram os mesmos que em estudos com plasma fresco ou soro. [8, p. 47, p. 35]. Estas propriedades das moléculas de mi- croRNA são pouco conhecidas [10, p. 31; 36, p. 11, p. 31]. Muitos estudos internacionais têm demonstrado a sua importância como marcadores inovadores em várias condições patológicas do organismo [8, p. 47]. Estudos preliminares mostraram uma diferença significativa nos níveis de miR-155, -21 e -210 circulantes em pacientes com linfoma [12, p. 48]. Posteriormente, vários estudos demonstraram perfis diferentes de miRNAs circulantes em várias formas de cancro, bem como no enfarte agudo do miocárdio (miR-1, -133a, -208a e -499) e na gravidez [13, p. 2; 4, 14, p. 35]. Após a deteção de alterações significativas no nível de expressão dos mi- croRNAs em várias doenças, a posição destas moléculas como biomarcadores promissores começou a desenvolver-se naturalmente. As vantagens dos microRNAs neste aspeto incluem a universalidade da deteção, a relativa estabilidade e a alta sensibilidade no armazenamento de amostras. Atualmente, os dois métodos mais comuns de deteção de microARN são a hibridação com reação em cadeia da polimerase (PCR) e as sondas fluorescentes. No primeiro caso, o ARN é primeiro invertido, formando a sua cópia complementar (cDNA), e depois serve de matriz para a PCR quantitativa. A sua quantidade pode ser medida por vários métodos com elevada sensibilidade e especificidade, sendo o mais comum a hibridação em tempo real com PCR e sondas fluorescentes. Isto tornou possível analisar eficazmente os níveis de microARNs circulantes isolados de fluidos biológicos e utilizá-los como biomarcadores de várias patologias. Estes RNAs de 21 nucleótidos estão envolvidos em vários processos biológicos da maioria das formas de vida (vírus, plantas, animais e seres humanos). Até à data, foram descritos mais de 4000 microRNAs em 168 espécies [5, p. 1120; 1123]. Pensa-se que os genes destes RNAs não codificantes representam mais de 1% do genoma humano e regulam a função de um terço de todos os genes [6, p. 51; 56]. Os miRNAs circulantes no soro são estáveis e estão protegidos contra o desaparecimento nos fluidos corporais, o que os torna biomarcadores universais para muitas doenças [9, p. 291].
Estudos recentes demonstraram que "os microRNAs são expressos no fígado e modulam a diversidade das suas funções" [13, p. 2] [13, c. 2]. A regulação da expressão do mi- croRNA pode ser um importante agente patogénico de muitas doenças hepáticas, incluindo a hepatite viral, o carcinoma hepatocelular e a doença policística do fígado. De acordo com dados científicos recentes, "os micro-RNAs são

potenciais marcadores para o diagnóstico e a monitorização do estado do tecido hepático, incluindo a fibrose e a carcinogénese" [13, p. 2; 5]. [13, p. 2; 5, 14, p. 35; 41, 15, p. 87]. Acredita-se que "as moléculas de microRNA estão envolvidas na regulação e diferenciação de todos os tipos de tecido hepático, incluindo as células de Kupffer. A sobreexpressão de vários micro-RNAs específicos pode enfraquecer ou estimular a fibrose hepática" [11, p. 31]. [11, c. 31]. Assim, "a regulação do micro-RNA pode contribuir para o desenvolvimento do carcinoma hepatocelular" [8, p. 47]. [8, c.47]. Estudos recentes mostraram que "o soro sanguíneo de doentes com carcinoma hepatocelular, cirrose hepática e hepatite crónica apresenta níveis significativamente mais elevados de expressão de microARN do que em doentes com cancro gástrico e pessoas saudáveis" [10, p. 31]. [10, c. 31].

Assim, microRNAs específicos desempenham um papel causal na formação e desenvolvimento de doenças hepáticas. Estudos sobre a expressão de microRNA nas hepatites virais B e C mostram que estes estão envolvidos na supressão do crescimento viral e da inflamação." [6, c. 51].

A fibrose hepática caracteriza-se por uma acumulação excessiva de matriz extracelular, que ocorre devido à ativação das células estreladas hepáticas (sinónimos: células Ito, células armazenadoras de gordura, lipócitos) [12, p. 48].

O microARN pode regular a ativação das células estreladas do fígado, afectando as vias de sinalização. O método de sequenciação de nova geração revelou microRNAs profibrogénicos sobre-expressos em células estreladas activadas (microRNA-9a-5p, mi- croRNA-17-5p, microRNA-21, microRNA-27, microRNA-31, microRNA-33a, microRNA-34a/c, microRNA-125, microRNA-126, microRNA-130a/b, mi- croRNA-181b, microRNA-214-5p, microR-NK-195, microRNA-199a/b, mi- croRNA-221, mi- croRNA-222). Induzem a proliferação celular, a migração celular e a secreção de colagénio através de diferentes vias de sinalização. Foram também descobertos microRNAs antifibróticos: microRNA-16, microRNA-19b, miR-29, miR-30, miR-101, miR-122, miR133a, miR-144, miR-146a, miR-150, miR-155, miR-192, miR-195, miR-335, miR-454, miR-483" [9 p. 299, 183]. [9 p. 291, 18 p. 35; 19 p. 34; 39].

O nível de expressão do miRNA-29 é investigado na fibrose hepática. O miRNA-29b suprime a fibrogénese hepática, regulando a proliferação, a migração, a apoptose e a transdiferenciação das células estreladas em miofibroblastos. Com base em numerosos estudos, concluiu-se que o microRNA-29 pode ser utilizado para fins terapêuticos.

As células Ito no estado ativo apresentaram níveis diminuídos de miRNA-122, levando à fibrose sob a influência de CCl4. No entanto, o papel do miRNA-122 e os mecanismos subjacentes à sua degradação não são totalmente compreendidos" [9, c. 291]. Além disso, a fibrose hepática também progride quando o miRNA-21 é regulado positivamente em células de ratinho. Os miRNA-122, miR-NK-138, miRNA-143 e miRNA-185 circulantes são parâmetros de prognóstico na ativação de células Ito, no desenvolvimento de tecido conjuntivo no fígado, ou seja, processos fibróticos. De acordo com os dados científicos mais recentes, "os miRNAs são potenciais marcadores para a deteção e monitorização do estado do tecido hepático, incluindo processos de fibrose e carcinogénese." [13 p. 3; 14 p. 35; 41, 15 p. 87].

O microRNA-122 está envolvido na regulação da expressão de genes envolvidos nos hidratos de carbono, no metabolismo dos lípidos e no metabolismo do ferro no organismo. Os dados de estudos experimentais do miR-122 mostraram a sua participação também na patogénese da hepatite C, assegurando assim o ciclo de vida do vírus na célula. A transição do estudo do miR-122 da investigação fundamental para a medicina prática clínica parece prometedora no desenvolvimento da medicina personalizada. No total, foram incluídos no estudo 407 doentes: 17 doentes com hepatite C aguda, 158 com hepatite C crónica e 62 com carcinoma hepatocelular complicado. O grupo de comparação era constituído por 84 doentes praticamente saudáveis e 62 doentes diagnosticados com cirrose de etiologia não infecciosa. O nível relativo de miR-122 foi determinado em cada coorte de sangue dos pacientes. O estudo foi realizado por reação em cadeia da polimerase utilizando o Qubit microRNA Assay Kit-100 para a determinação do miR-122 (Thermo Fisher Scientific, EUA). Os valores de expressão relativa do miR-122 foram calculados através da fórmula 2-DDCT, utilizando o miRNA U6 como RNA de borracha. De acordo com o estudo, os níveis plasmáticos mais elevados de miR-122 foram registados em doentes com hepatite C aguda no pico do período de iterícia. Foi encontrada uma correlação entre o miR-122 no sangue e a atividade de citólise observada em doentes com hepatite C aguda ($r = 0,72$) e crónica ($r = 0,44$), e os níveis de miR-122 foram analisados em relação aos níveis. Foi demonstrado que a fibrose hepática do VHC reduz os níveis de expressão do miR-122 à medida que a fibrose hepática diminui.

Ghazy, A.A., et al (2019) [211, p. 2166] nos seus estudos obtiveram dados que indicam alterações na expressão de microRNA durante a progressão da fibrose hepática em doentes com VHC, o que pode ser um critério adicional de diagnóstico e prognóstico para a infeção pelo VHC. O vírus da hepatite C (VHC) é um dos principais factores etiológicos no desenvolvimento de hepatite crónica, fibrose hepática e cirrose, bem como de carcinoma hepatocelular. Os mecanismos moleculares da fibrogénese estão associados à ativação ou inibição de determinadas vias de sinalização, e os microRNA (miR) têm uma grande influência na sua regulação. Os microRNAs são uma classe de pequenas moléculas de RNA não codificantes que regulam a expressão dos genes nas células através da inibição da tradução e/ou da indução da degradação do RNAm, resultando em alterações na taxa de expressão desses genes-alvo. Alterações na expressão de certos microRNAs são observadas em vários processos patológicos, incluindo doenças hepáticas. Foi realizada a avaliação experimental da expressão de microRNAs em amostras de biópsia hepática de pacientes com hepatite C crónica (CHC) e a análise da correlação com as manifestações clínicas e morfológicas da doença. No decurso do trabalho, sequenciámos microRNAs em 12 doentes com CHC utilizando o sistema de análise genética MiSeqIllumina. Os resultados obtidos foram processados utilizando o programa CLC Genomics Workbench 7.0. Foram determinados os níveis de expressão de 1104 microRNAs. A análise estatística revelou uma correlação entre a expressão de um certo número de microRNAs e os dados clínicos e morfológicos: o grau de atividade da hepatite, o estádio de fibrose e o genótipo do VHC. O nível de expressão de miR-21, miR-143, miR-200, etc. foi significativamente correlacionado com a progressão da fibrose hepática.

Em geral, com base na experiência de utilização de métodos modernos não invasivos de diagnóstico de fibrose hepática, pode dizer-se que a maior precisão de diagnóstico das técnicas é alcançada nas fases F3 - F4 da fibrose hepática. A baixa sensibilidade da elastometria (66%) nos estádios F0-F1 da fibrose determina o estádio da fibrose e a necessidade de incluir marcadores altamente sensíveis para determinar o risco de complicações nestes doentes. A elevada especificidade (mais de 80%) dos resultados dos estudos genético-moleculares nas fases iniciais da fibrose permite a sua utilização em doentes com HBC com níveis normais de transaminases, o que sugere a possibilidade de tratamento com LF. Neste contexto, o estudo do nível de expressão do microRNA-122 como marcador de prognóstico do risco de desenvolvimento de complicações é um problema atual da hepatologia moderna.

CAPÍTULO II

VISÕES MODERNAS DA FIBROSE DO FÍGADO.

2.1. Algumas questões sobre a etiologia, os factores de risco e a patogénese da fibrose hepática Os principais factores etiológicos na estrutura da patologia hepática são as infecções pelos vírus da hepatite B e C, o abuso de álcool e a doença hepática gorda não alcoólica. A infeção pelo VHC é uma das principais causas de doença hepática crónica em todo o mundo. De acordo com os peritos da OMS, a hepatite C é uma das três doenças infecciosas mais significativas do ponto de vista social. De acordo com diferentes dados, o VHC infecta 130-170 milhões de pessoas no mundo, o que representa aproximadamente 3% da população mundial [134, 187, 192, 233, 263]. A prevalência da infeção varia consideravelmente consoante a região geográfica e as populações estudadas. Na Europa, estão oficialmente registados cerca de 17,5 milhões de indivíduos infectados; nos EUA, cerca de 14 milhões estão infectados com o vírus da hepatite C [188, 263]. Na Rússia, a incidência de CHC é, em média, de 39,9 por 100 mil habitantes e continua a ser um dos principais problemas dos cuidados de saúde nacionais. Na estrutura total da hepatite viral crónica, a percentagem de hepatite C em 2012 era de 74,4% [36, 60, 107, 124]. A hepatite C caracteriza-se por uma elevada frequência de formação de infecções crónicas (50-80% das formas agudas) [36, 38, 39, 57, 60]. Em doentes com VHC, a cirrose hepática forma-se em 5-10% dos casos em 10 anos após a infeção, em 20-40% - em 20-30 anos [10, 15, 34, 36]. A infeção crónica pelo VHC aumenta o risco de carcinoma hepatocelular em 17 vezes. O carcinoma hepatocelular desenvolve-se anualmente em 1-5% dos indivíduos infectados pelo VHC e, 20 anos após o início da doença, regista-se em 4% dos doentes. [189, 192, 294].

De acordo com os dados da OMS, cerca de 2 mil milhões de pessoas estão infectadas com o vírus da hepatite B no mundo [21, 125, 163]. A frequência da formação de LC nesta infeção é de 8-20%. De acordo com diferentes dados, a infeção pelo vírus da hepatite B aumenta o risco de carcinoma hepatocelular em 20-200 vezes [38, 163, 291]. Foi demonstrado que uma terapia eficaz reduz significativamente o risco de complicações da hepatite viral, como a CL e o carcinoma hepatocelular [38, 163].

As complicações associadas à LC podem ser fatais, com uma incidência de aproximadamente 4% por ano. A mortalidade resultante da fase terminal da FP - cirrose - ocupa o 9º lugar no mundo entre todas as causas de morte e o 6º lugar entre as pessoas em idade ativa, variando entre 14 e 30 casos por 100 mil habitantes. Na Rússia, estes números são muito mais elevados e, de acordo com diferentes fontes, atingem 60,5 casos por 100.000 habitantes [34]. Nos doentes com carcinoma hepatocelular diagnosticado, a probabilidade de morte no primeiro ano é de 33-53% [36].

A patogénese da formação e progressão da CL inclui vários factores, sendo os principais a necrose dos hepatócitos e a fibrose progressiva [127]. A este respeito, um estudo abrangente dos mecanismos patogénicos significativos do desenvolvimento e progressão das CL é uma tarefa extremamente urgente.

O grau de fibrose é um marcador não específico bastante sensível de alterações patológicas no fígado. Nas últimas décadas, muitos estudos clínicos e experimentais têm sido dedicados às questões da avaliação da LF. Foram feitas tentativas para normalizar o tratamento de doentes com fibrose significativa e CL, tendo sido utilizados vários fármacos antifibróticos patogénicos.

O mecanismo de desenvolvimento da LF decorre da reação morfológica multifacetada do fígado aos danos, nomeadamente: necrose, apoptose, esteatose, hemocromatose, trombose, adaptação, proliferação de hepatócitos e alterações fibróticas propriamente ditas. Ao mesmo tempo, independentemente do fator etiológico, apenas a gravidade da fibrogénese determina o estádio da doença. Ou seja, a fibrose serve como um indicador que reflecte a taxa de progressão da LC [37, 57].

Nas últimas três décadas, a avaliação do significado da FP na medicina prática sofreu alterações dramáticas: de "um estado estável que reflecte a cura com defeito anatómico" para "uma síndrome vital e dinâmica da hepatologia prática, determinando o prognóstico dos doentes com doença hepática crónica". Os avanços da biologia molecular, da imunologia e da hepatologia experimental clarificaram a ideia de fibrogénese hepática, que é atualmente considerada como um processo dinâmico com a inclusão de uma cascata de eventos: lesão das células hepáticas com componentes de stress oxidativo e mobilização de células inflamatórias implementando numerosos mediadores de interação intercelular, que causam a subsequente ativação das células estreladas hepáticas [213, 214, 272]. O número de células estreladas hepáticas activadas aumenta, ocorre a sua proliferação, o seu fenótipo altera-se e transformam-se em miofibroblastos - os principais produtores de quantidades excessivas de componentes de tecido fibroso grosseiro na matriz extracelular. O desequilíbrio entre os factores fibróticos e antifibróticos leva a um aumento de 3-10 vezes nos componentes da matriz extracelular e a alterações na sua composição (predominância dos tipos de colagénio 1 e 111). A ativação das células estreladas do fígado é o principal mecanismo da fibrogénese. Ao mesmo tempo, deve notar-se que no processo de fibrogénese existe uma interação complexa entre diferentes tipos de células hepáticas.

A patogénese da FL é atualmente considerada como um processo evolutivo que envolve interações íntimas de todas as células hepáticas (células estreladas, células Ito, macrófagos, endoteliócitos) e que representa uma cadeia consecutiva de eventos: lesão, ativação de células produtoras de fibrose, disfunção endotelial, desenvolvimento de hipertensão portal intra-hepática (sinusoidal), estimulação da neoangiogénese com subsequente acumulação de tecido conjuntivo no órgão. Assim, os preditores da fibrogénese ativa serão não só os factores que estimulam o crescimento do tecido conjuntivo, mas também as causas que agravam os factores acima mencionados deste processo multifacetado [39]. Como resultado, formam-se septos fibrosos e nódulos de regeneração, o que leva à rutura da arquitetura hepática e agrava a disfunção hepática. Esta definição implica que a fibrose hepática é irreversível. No entanto, a visão tradicional da CL como uma fase obrigatória e irreversível da fibrose que se desenvolve no CH tem sido questionada nos últimos anos [306, 309]. Vários autores propõem distinguir a fase de "cirrose reversível". Existem provas experimentais da reversibilidade dos processos de LF e cirrose [64, 194, 199]. Os progressos alcançados permitiram compreender que uma terapêutica etiotrópica e antifibrótica eficaz alterará significativamente o tratamento destes doentes e proporcionará um prognóstico favorável mesmo na CL já desenvolvida. Ao mesmo tempo, o quadro clínico da LF, os métodos do seu diagnóstico não invasivo e controlo dinâmico, bem como as possibilidades de ação farmacológica permanecem largamente inexplorados [67]. A este respeito, o diagnóstico precoce, a determinação de marcadores laboratoriais e genéticos de fibrose, o desenvolvimento e a implementação de métodos minimamente invasivos, eficazes e acessíveis para avaliar a gravidade e a taxa de progressão da FL, bem como métodos para a sua correção, são muito importantes para a hepatologia prática moderna [39, 109].

2.2. Aspectos patogénicos da fibrose hepática

A fibrose hepática é um elo fundamental na progressão do processo patológico no tecido hepático. Nas últimas décadas, muitos estudos clínicos e experimentais têm sido dedicados às questões da estimativa da LF. No entanto, as questões da progressão da taxa de fibrose como marcador de prognóstico de complicações fatais e os métodos de correção de tais perturbações continuam por resolver. Em muitos aspectos, os resultados dos estudos efectuados continuam a ser bastante contraditórios, o que complica significativamente o trabalho dos clínicos. O ponto de vista tradicional sobre a fibrose expressa e a CL como uma fase obrigatória e irreversível da fibrose tem sido questionado nos últimos anos. Atualmente, existe um interesse crescente em métodos não invasivos de determinação da LF.

De acordo com os dados de cientistas estrangeiros e nacionais, as substituições de um único nucleótido em loci de genes conduzem a alterações na estrutura das proteínas e podem influenciar a eficácia da terapia e a taxa de fibrose no fígado. Conhecendo o perfil genético dos doentes de acordo com estes loci polimórficos, será possível prever a taxa de progressão da fibrose, desenvolver a estratégia de tratamento individual mais eficaz e presumir o seu resultado mesmo antes do início da terapia.

Neste contexto, o estudo complexo dos mecanismos de fibrogénese no CL, o desenvolvimento de métodos minimamente invasivos, eficazes e geralmente disponíveis de diagnóstico laboratorial não invasivo da sua gravidade, a previsão da taxa de progressão da fibrose, incluindo a determinação de alelos "profibrogénicos" e "protectores" de genes candidatos, bem como a avaliação da influência da terapêutica etiotrópica na reversão da fibrose, parecem ser uma tarefa extremamente urgente.

O problema da combinação de lesões hepáticas virais e metabólicas só recentemente começou a ser reconhecido como tendo um significado clínico e terapêutico significativo. Devido à pandemia de obesidade, a prevalência da doença do fígado gordo na população em geral está a aumentar. De acordo com estudos russos, a incidência de esteatose hepática na população em geral é de até 30% [3, 106]. De acordo com diferentes dados, a esteatose hepática é detectada em 30-70% das amostras de biopsia hepática e os sinais de esteato-hepatite são encontrados em 6-18% das amostras de biopsia no CHC [3, 367].

Muitos estudos demonstraram uma associação significativa entre a lesão hepática metabólica e a fibrose [172, 201, 242, 304, 305, 310, 317, 322, 324, 357, 368]. De acordo com alguns estudos, a progressão da fibrose hepática é registada em 43% dos doentes com esteato-hepatite concomitante e em 37% dos indivíduos com esteatose hepática isolada [287, 357]. A maioria dos doentes com hepatite viral tem um grau ligeiro de acumulação de gordura, mas mesmo uma esteatose ligeira associada a um aumento do IMC e a níveis elevados de triglicéridos pode contribuir para a progressão da fibrose [201, 310]. Sinais de hiperlipidemia, mais frequentemente sob a forma de hipertrigliceridemia, são encontrados em 20-80% dos doentes com CHC [14, 266]. Para além da hipertrigliceridemia e das alterações do teor de ácidos gordos livres em todas as fases da hepatite C experimental, a perturbação do metabolismo lipídico caracteriza-se por uma diminuição do teor de colesterol e por alterações qualitativas do espetro lipoproteico [92]. Numa parte significativa dos doentes com CHC, na ausência de obesidade e de diabetes mellitus, são detectadas lesões gordas dos hepatócitos, o que sugere um papel esteatogénico do vírus [288].

2.3. Critérios e métodos modernos de diagnóstico da fibrose hepática

A prevalência generalizada da DLC exige uma avaliação exacta do estádio da fibrose, a fim de determinar o tratamento dos doentes. Os indicadores quantitativos da gravidade da fibrose são o parâmetro clínico mais importante, cuja determinação é crucial para o diagnóstico correto da fibrose, a seleção da terapêutica adequada e a monitorização da sua eficácia [157].

O padrão de ouro do diagnóstico da fibrose é o exame histológico da amostra de biópsia hepática, que permite avaliar a presença de sinais morfológicos patognomónicos, determinar as alterações na estrutura do órgão e o grau de desenvolvimento do tecido conjuntivo [148, 336, 341]. São geralmente aceites três sistemas básicos e normalizados de classificação da FL com base nos resultados da biopsia hepática: METAVIR, índice de atividade histológica de Knodell e índice de atividade histológica de Ishak modificado [150, 244, 255]. A biópsia hepática é considerada o padrão de ouro porque, para além do estádio, do grau e do índice de fibrose, os morfologistas referem a apoptose, o envolvimento das vias biliares, a necrose e a distrofia dos hepatócitos, as alterações sinusoidais e a presença de infiltrado inflamatório [63, 72]. No entanto, a introdução mais generalizada da biopsia hepática na prática clínica dos serviços especializados é limitada pela presença de vários problemas: diferenças significativas nos resultados de diferentes amostras obtidas do mesmo órgão e, na determinação do estádio de fibrose, essas diferenças podem atingir 40% [149], elevada variabilidade intra e interpatológica dos resultados, falta de especialistas qualificados capazes de descrever e quantificar objetivamente as caraterísticas histológicas, natureza invasiva do procedimento e experiência do médico que efectua a biopsia. Uma comparação dos resultados de biópsias emparelhadas (dos lobos hepáticos direito e esquerdo) realizadas em doentes infectados pelo VHC mostrou que foram encontradas diferenças no estádio de fibrose hepática em 33,1-40%

dos casos [149]. Assim, a biopsia hepática pode não ser considerada o padrão de ouro definitivo para avaliar o estádio e a progressão da fibrose em todos os casos. Métodos instrumentais não invasivos de avaliação da fibrose Nos últimos anos, tem-se verificado um interesse crescente em métodos não invasivos de determinação da fibrose hepática, que se baseiam no estudo das propriedades elásticas dos tecidos moles, ou seja, da elasticidade dos tecidos, que depende da sua densidade e, consequentemente, do nível de fibrogénese [68].

Os principais critérios para a escolha de um método de diagnóstico instrumental são a informatividade, a acessibilidade e a relação preço/eficácia [68, 102]. A elastografia do fígado é considerada um dos métodos promissores para o diagnóstico da DP [26, 51, 68, 156].

Existem duas direcções principais da ecografia hepática: a elastografia estática e a elastografia dinâmica (elastometria). A elastografia estática permite avaliar a elasticidade do fígado, que se baseia na densidade tecidular diretamente proporcional ao estádio de fibrose hepática. A elastografia dinâmica permite obter índices de elasticidade hepática em expressão numérica [51, 68, 212, 261, 277, 278, 290]. Ao mesmo tempo, a USE determina a elasticidade na área de tecido hepático 500 vezes maior que o volume de tecido da biópsia [68, 212, 290]. As vantagens deste método incluem, sem dúvida, a ausência de dor, o carácter não-invasivo, a exclusão do risco de complicações, a possibilidade de utilizar a USE em condições ambulatórias e de repetir repetidamente o procedimento para avaliar a dinâmica da FP. Mas há uma série de limitações e contra-indicações para este procedimento, tais como ascite, tecido subcutâneo expresso, gravidez [177, 261]. A precisão diagnóstica da elastografia é aumentada pela idade do paciente ≤ 50 anos, IMC ≤ 25 kg/m2, ausência de esteatose de acordo com o estudo morfológico do tecido hepático [68]. As caraterísticas de diagnóstico deste método foram estudadas em numerosos estudos.

Os índices elastográficos reflectem a gravidade da FP, no entanto, para aumentar o valor diagnóstico dos métodos não invasivos, parece razoável utilizá-los em combinação [51, 102]. A utilização da elastografia de compressão na endossonografia permite melhorar o diagnóstico precoce da fibrose hepática na hepatite e na esteatose [59].

FibroIndex - AST, gamaglobulina, contagem de plaquetas, calculado através de uma fórmula especial. Note-se, no entanto, que num estudo externo especial foi demonstrado que os testes APRI, AAR, Fibroindex, Fibrotest e índice de Forns continuam a ter uma eficácia reduzida em doentes com fibrose na CHC e com níveis normais de ALT. Os autores consideram que, nestes casos, "a biopsia continua a ser necessária para o diagnóstico da DP" [331]. [331].

O FibroMeter inclui cinco indicadores: alfa-2-macroglobulina, GGTP, ureia, índice de protrombina, plaquetas. O método foi estudado em pormenor em doentes com hepatite viral crónica-mi. Foi demonstrada uma precisão diagnóstica suficientemente elevada do índice do fibrometro na deteção dos estádios de fibrose F2, F3 e cirrose (F4): AU-ROC 0,73-0,85, 0,740,88 e 0,75-0,90, respetivamente [158, 184].

O FibroTest é um método de diagnóstico não invasivo do estado da fibrose hepática e da atividade inflamatória desenvolvido pela empresa francesa BioPredictive. O FibroTest é calculado com base em seis marcadores indirectos: alfa2-macroglobulina, haptoglobina, apolipoproteína A1, GGTP, bilirrubina total e ALT. Várias meta-análises demonstram a boa precisão diagnóstica do fibroteste na deteção de fibrose grave (≥F2) em doentes com várias etiologias [Fibroteste ≥F2]. em doentes com várias etiologias [26, 314, 315, 333]. Atualmente, o Fibrotest é amplamente utilizado na prática clínica no estrangeiro.

No entanto, na Rússia, a sua aplicação é limitada pelo elevado custo do método - 200 euros.

De acordo com os resultados de um estudo recente de sensibilidade e especificidade de índices baseados na combinação de marcadores indirectos de fibrose, os valores dos índices APRI, FIB4, Forns, AST/ALT não se correlacionaram de forma fiável com o estádio histológico da doença e com o estádio LF de acordo com a elastografia em 120 doentes com cirrose biliar primária. Ao mesmo tempo, o valor prognóstico do resultado negativo destes índices foi elevado, o que permite excluir a CL [210].

Assim, a aplicação dos testes acima referidos permite distinguir com elevada precisão diagnóstica o grupo de doentes com estádios graves de fibrose (F3-F4), mas estes índices nem sempre são suficientemente informativos para o diagnóstico de graus iniciais e moderados de fibrose (F1-F2). Por conseguinte, a biópsia é atualmente utilizada para determinar o estádio da FL nesta categoria de doentes [171].

2.4. Tratamento moderno da fibrose hepática

As questões da terapêutica antifibrótica como abordagem independente há muito que são discutidas na prática clínica. Em 2003, R. Safadi e S.L. Friedman desenvolveram os princípios de uma terapia antifibrótica ideal, que deve incluir um impacto em todas as ligações patogénicas. Friedman desenvolveu os princípios de uma terapia antifibrótica ideal, que deve incluir um impacto em todas as ligações patogénicas da fibrogénese. As principais direcções do tratamento incluíam: eliminação do fator etiológico da fibrose - tratamento da doença subjacente ou interrupção da cadeia patogénica em casos de etiologia não identificada do CDL [90, 215, 260, 282],

Eliminar as alterações inflamatórias no fígado, inibir a ativação e os efeitos das células estreladas, aumentar a reparação dos tecidos e estimular a apoptose celular. No entanto, as direcções no tratamento da FP são principalmente promissoras e não são amplamente utilizadas na prática clínica [58]. Por conseguinte, a procura de novas abordagens para a correção desta condição continua a ser extremamente urgente. Até à data, não foram desenvolvidos padrões claros para o tratamento do LF, embora existam vários modelos de investigação experimental [67, 69, 144].

Todos os medicamentos para a terapia da fibrose podem ser teoricamente divididos em dois grandes grupos: medicamentos que actuam em mecanismos específicos da fibrogénese e medicamentos de ação não específica [144]. Os fármacos que actuam sobre mecanismos específicos da fibrogénese em incluem:

interferões, análogos sintéticos de nucleósidos, preparações de ácido ursodez-oxicólico

[126, 258, 276], medicamentos que reduzem a concentração de TNF-α (pentoxifilina), medicamentos que inibem a ativação excessiva dos macrófagos (inibidores dos receptores da angiotensina) [276, 335], antagonistas da endotelina (bosentan). Os medicamentos não específicos incluem: estabilizadores de membrana e antioxidantes e flavonóides [57].

Para afetar eficazmente o mecanismo multicomponente das alterações fibróticas no fígado, é aconselhável utilizar medicamentos que afectem a maioria das fases significativas da fibrogénese. É por isso que um dos principais requisitos para um hepatoprotector ideal (de acordo com R. Preisig) é a supressão adequada da fibrogénese.

Até à data, a eliminação do fator etiológico da fibrose é utilizada como a principal direção do tratamento das doenças hepáticas. A eliminação do agente causador é um método eficaz de influência na FL e justifica-se mais com alterações histológicas mínimas, quando existem condições favoráveis para a prevenção de alterações fibróticas [37]. A erradicação bem sucedida do VHC está frequentemente associada a uma regressão acentuada da FL. Muitos estudos fornecem dados sobre a ação antifibrótica de interferões de ação predominantemente prolongada em 70-87,9%. Foi demonstrado que os parâmetros elastográficos e morfológicos melhoram durante a terapêutica etiotrópica do CH, especialmente com uma resposta virológica rápida [2, 27, 75, 141, 165, 192, 193, 229, 237, 283]. Se a terapêutica for bem sucedida e a atividade replicativa do vírus for permanentemente suprimida, a progressão da fibrose pára, a atividade funcional do fígado é preservada e o risco de complicações é acentuadamente reduzido [165, 192, 193, 237, 283]. De acordo com alguns autores, os doentes que não alcançaram uma resposta virológica sustentada também apresentam uma diminuição do grau de LF [27, 37].

Na última década, o padrão de tratamento do VHC na prática mundial tem sido representado por um regime duplo de terapia com ineterferão: uma combinação de Peg- IFN-α e ribavirina [36, 52, 211]. Os resultados da prática clínica russa sobre a análise da eficácia do Peg-IFN-α-2b (Peglntrona) mostram a frequência de obtenção de uma resposta virológica rápida em 65% dos doentes com HCV- e 100% dos doentes com HCV-2 e HCV-3. A frequência de obtenção de resposta virológica imediata e sustentada em doentes com VHC-1 é relatada em 82 e 57% dos casos, respetivamente, e em 82 e 71,4% dos casos nos doentes com VHC-2 e VHC-3 [40, 54]. O resultado terapêutico positivo estável com a utilização de interferão-alfa de curta duração padrão é registado em 84100% dos doentes com VHC-2 e 3, e em 61-87,2% dos doentes com VHC-1 [13, 35, 42]. Atualmente, estão a ser estudadas em ensaios clínicos a eficácia e a segurança de uma série de novos agentes antivíricos com diferentes pontos de ação antivírica no complexo replicativo do VHC - terapia com inibidores da protease, tanto em combinação com Peg-IFN-α como em regimes sem interferão [8, 16, 139, 193, 205, 226, 245, 246, 247].

Apesar de a terapia etiotrópica representar a principal estratégia terapêutica na DLC atualmente, não resolveu todos os problemas de regressão do LF, pelo que se justifica a procura de novas direcções terapêuticas.

CAPÍTULO III

CARACTERIZAÇÃO CLÍNICA DO MATERIAL E MÉTODOS DE EXAME DOS PACIENTES

§3.1. Caracterização geral do material clínico

O presente trabalho baseia-se no exame clínico e laboratorial e no tratamento de 197 pacientes diagnosticados com hepatite viral crónica admitidos para tratamento hospitalar no Departamento de Hepatologia, RSSPMC de epidemiologia, microbiologia, doenças infecciosas e parasitárias para o período 2018-2020. Os resultados do trabalho de investigação baseiam-se nos resultados das nossas próprias observações clínicas, laboratoriais e instrumentais.

Critérios de inclusão dos doentes no estudo:

- presença de diagnóstico clínico de hepatite viral crónica;
- homens e mulheres com mais de 18 anos de idade;
- consentimento escrito do paciente neste estudo.

Critérios de exclusão de doentes do estudo:

- cirrose hepática descompensada;
- alcoolismo crónico;
- diabetes mellitus;
- hipertensão arterial.

Designe

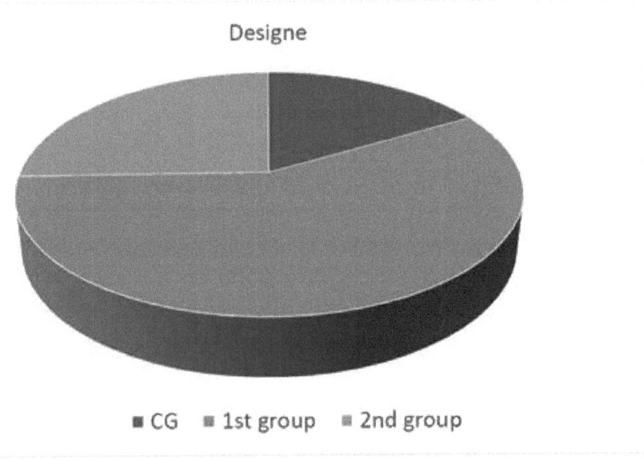

■ Grupo de topo do CG ■ 2º grupo

Fig. 3.1. Distribuição dos pacientes examinados por grupos.

Os doentes estudados para o trabalho posterior foram divididos em 2 grupos: O grupo 1 era constituído por 137 (57,8%) doentes com hepatite viral crónica, no grupo 2 60 (25,3%) doentes com cirrose hepática no contexto de hepatite viral crónica. O grupo de comparação era constituído por 40 (16,9%) voluntários praticamente saudáveis

(Fig. 2.1).

No Grupo 1, a faixa etária deste grupo variou entre os 19 e os 60 anos (média de 42,5 ± 8,3 anos), e no Grupo 2 - entre os 21 e os 60 anos (média de 31,5 ± 8,8 anos). A HVC foi mais frequente nos doentes com idades compreendidas entre os 31 e os 60 anos (Fig. 2.2).

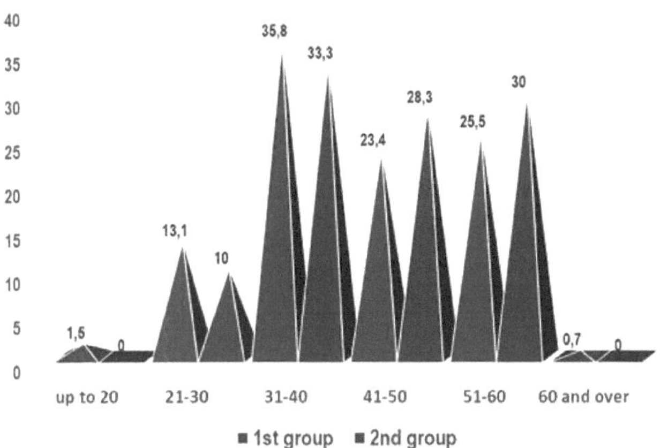

Figura 3.2. Distribuição dos doentes por idade

No Grupo 1, predominaram os homens (63,3%) e, no Grupo 2, as mulheres e os homens dividiram-se em partes iguais (Fig. 2.2).

A duração da doença nos doentes do grupo 1 foi, em média, de 5,7 ± 3,2 anos nos homens e de 3,7 ± 3,3 anos nas mulheres. A duração da doença nos doentes do grupo 2 foi marcadamente diferente da do grupo 2, com uma média de 6,8 ± 1,8 anos para os homens e 3,8 ± 2,2 anos para as mulheres.

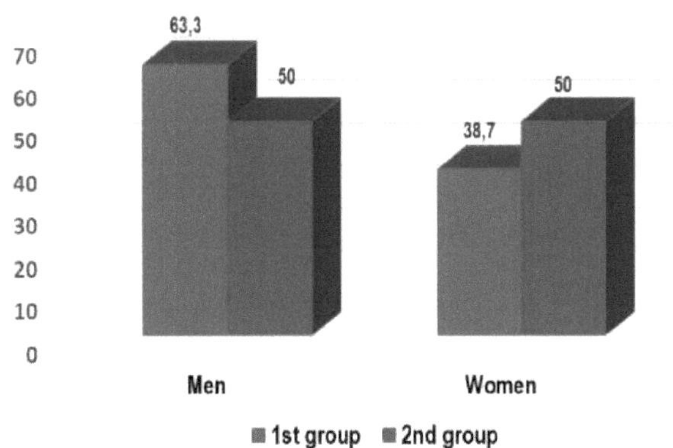

Figura 3.3. Distribuição dos doentes por género

O exame subjetivo e objetivo dos doentes revelou que a maioria dos doentes tinha muitas doenças concomitantes para além da patologia principal. A colecistite crónica foi detectada no grupo 1 em 132 (96,4%) doentes, no grupo 2 em 58 (96,7%), o RR foi de 1,76 (p>0,05).

Quadro 2.1

Comorbilidades em doentes com HVC e cirrose

Indicadores	1st grupo (n=137)		2nd grupo (n=60)		RR	P
	abs	%	abs	%		
Colecistite	132	96,4	58	96,7	1,74	>0,05
Diabetes mellitus	2	1,5	2	3,3	1,10	>0,05
Doença hipertensiva	2	1,5	0	0,0	1,0	>0,05
Quisto hepático	2	1,5	0	0,0	1,00	>0,05
DPOC	1	0,7	0	0,0	2,00	>0,05

Diabetes mellitus tipo 2 no grupo 1 em 2 pacientes (1,5%), no grupo 2 em 2 pacientes (3,3%), RR igual a 1,44 (p>0,05).

Foi observada hipertensão em 2 doentes do grupo 1 (1,5%), não observada no grupo 2. O RR é de 0,96 (p>0,05). Foi observado um quisto hepático em 2 doentes do grupo 1 (1,5%), não observado no grupo 2. DPOC foi observada no grupo 1 em 1 (0,7%), não observada no grupo 2, RR igual a 0,94 (p>0,05).

§3.2. Métodos de investigação

3.2.1. Métodos clínicos gerais.

O diagnóstico baseou-se na deteção do agente etiológico Anti HCV, HBsAg, AntiHDV e na deteção do RNA do HCV, DNA do HBV e RNA do HDV por PCR. Para o diagnóstico, foi utilizada a classificação da hepatite crónica recomendada pelo Congresso Internacional de Gastroenterologistas em Los Angeles, em 1994, com base na ordem №560 do Ministério da Saúde da República do Uzbequistão, de 30 de outubro de 2000.

O exame dos doentes começa com a sua entrada no serviço de receção. Procede-se ao exame, à recolha da anamnese, à avaliação da gravidade do estado e à realização de análises laboratoriais, análises sanguíneas gerais e bioquímicas, determinação do grupo sanguíneo e do fator Rh, ecografia, ECG, consultas de especialistas aliados por indicação.

Para obter uma imagem mais completa e pormenorizada do estado do doente, para além de um estudo cuidadoso da anamnese, de estudos objectivos, independentemente da idade e dos sinais clínicos da doença, foi efectuado um exame com métodos de diagnóstico clínico geral, laboratorial e instrumental.

Os exames laboratoriais incluíram exames clínicos gerais normalizados. O hemograma incluiu a contagem de hemoglobina, as propriedades quantitativas dos eritrócitos, leucócitos, trombócitos e fórmulas leucocitárias. A taxa de sedimentação de eritrócitos foi determinada pelo micrométodo unificado de Panchenkov.

3.2.2. Estudos instrumentais

O exame de ultrassom do fígado e da vesícula biliar foi realizado no departamento de diagnóstico (médico funcionalista Pulatova B.V.), numa máquina de ultrassom estacionária MINDRAY DC-80, monitor de alta qualidade de 21,5 polegadas equipado com luz de fundo LED e caracterizado por uma resolução de 1680×1050 pixels com um amplo ângulo de visão. Foi utilizado um acesso transabdominal. O exame de ultra-sons avaliou o tamanho do fígado, a condução, a vesícula biliar, o baço, os sinais de hipertensão portal, etc.

Elastografia por ultra-sons do fígado. Este método foi utilizado para determinar a densidade do fígado de acordo com a escala METAVIR. Este método é considerado o mais moderno para determinar os estádios de fibrose hepática. As medidas de diagnóstico foram efectuadas com o aparelho Fibroscan 502 (Echosens, França). Na ecografia, o tamanho do fígado investigado é 200-300 vezes maior do que na biopsia.

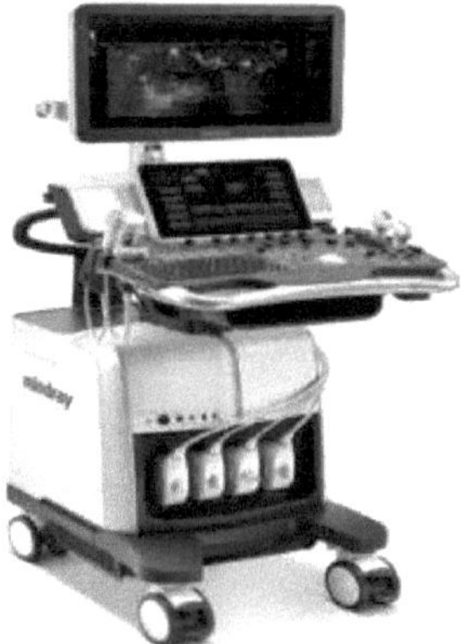

Fig. 3.3. Aparelho de ultra-sons MINDRAY DC-80.

Para a realização da USE, a mão direita foi colocada na parte posterior da cabeça em posição supina. Nos doentes com perímetro torácico de 75 a 110 cm, foi utilizada a Sonda M com uma frequência de funcionamento do transdutor de 3,5 MHz e a profundidade de medição foi de 25-65 mm a partir da superfície da pele. No estudo de doentes obesos com mais de 110 cm, foi utilizado o sensor mais sensível XL Probe com uma frequência de funcionamento de 2,5 MHz. Neste caso, a densidade do fígado é investigada a uma profundidade de 35-75 mm acima da superfície da pele [68].

As vibrações geradas pelo transdutor de ultra-sons são transmitidas ao tecido hepático subjacente, gerando ondas elásticas para exame. Para determinar a elasticidade do tecido hepático, determina-se a velocidade das ondas elásticas e, assim, torna-se possível determinar as fases iniciais da fibrose. Neste caso, o sensor do aparelho deve estar na projeção do lobo direito do fígado ao longo da linha axilar média nos espaços intercostais VIII-X. Para garantir um estudo estável, a posição do transdutor é feita utilizando a janela de visualização: é selecionada uma área sem telangiectasias vasculares e massas. Quando o transdutor está corretamente posicionado, são efectuadas dez medições. O cálculo subsequente é efectuado através de um programa interno e permite calcular a densidade do fígado em kPa. Em seguida, com base num programa específico, conclui-se que um estádio de fibrose inferior a 5,8 kPa, sem fibrose (estádio F0). Os dados entre 5,8 e 7,1 kPa fornecem informações sobre o primeiro estádio inicial de fibrose (F1). Na segunda fase (F2), a densidade varia de 7,2 a 9,5 kPa. O terceiro estágio de fibrose (F3) varia de 9,6 a 12,5 kPa. Os parâmetros USE superiores a 12,5 kPa são diagnosticados como DRC (F4).

A taxa de desenvolvimento de fibrose (FDR) nos doentes estudados com CVC é calculada como o rácio entre o estádio de fibrose (em pontos) e o período de duração da doença (em anos), de acordo com o método de T. Poynard (1997). Poynard (1997). Este índice reflecte quantitativamente a taxa de desenvolvimento de LF.

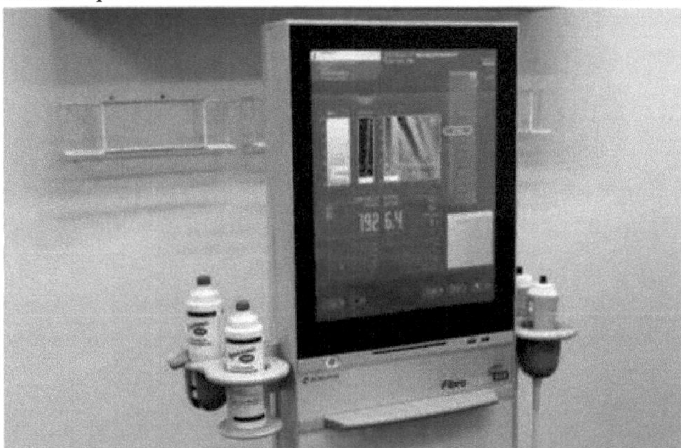

Fig. 3.4. Aparelho Fibroscan 502 (Echosens, França).

3.2.3. Métodos bioquímicos de investigação.

Aquando da admissão dos doentes, foram efectuadas análises bioquímicas complexas ao sangue: determinação de indicadores de citólise, síndrome colestático, níveis de proteínas, que foram expressos no sistema internacional de unidades SI aprovado em 1978 pela norma CMEA 1052 - 1978.

Para detetar o AntiHCV, o HBsAg e o AntiHDV no soro sanguíneo, utilizámos kits de diagnóstico da VECTOR-BEST JSC e DS (Nizhny Novgorod). Os parâmetros bioquímicos do soro sanguíneo: proteína total, glicose, bilirrubina, teste do timol, ALT, AST, fosfatase alcalina, índice de protrombina foram estudados de acordo com os métodos geralmente aceites. Foi também efectuado um estudo do perfil lipídico com determinação do colesterol total, TG, HDL, LDL, LDL, LDONP. O estudo dos níveis de açúcar e de lípidos, incluindo triglicéridos (TG), colesterol total (CT), lipoproteínas de alta densidade (HDL) e lipoproteínas de baixa densidade (LDL), foi efectuado de acordo com uma técnica especial num analisador bioquímico automático

"Architect-4000" (EUA).

3.2.4. Estudos de genética molecular.

Os estudos genéticos foram efectuados no Laboratório de Medicina Molecular e Tecnologias Celulares do Centro Republicano Científico e Prático de Hematologia. (Supervisor científico - Doutor em Ciências Médicas, Professor Karimov H.Y.). Entre todos os microRNAs, o micro-122 hepatogénico foi selecionado para o estudo.

O ARN total, incluindo o microARN, foi isolado do sangue através de um método combinado utilizando o miRNeasy Mini Kit (Qiagen, Alemanha) e o reagente TRIzol® LS (Invitrogen, EUA) descrito na literatura em língua inglesa. Foram utilizados tubos de vácuo com 5 ml de sangue de dador. Para o efeito, as amostras de sangue foram centrifugadas a 5000 durante 10 minutos utilizando uma centrífuga Sigma 4-16KS (Sigma Laborzentrifugen, Alemanha). 100 ml de plasma foram misturados com 750 ml de TRIzol® LS. Depois de 5 minutos de incubação à temperatura ambiente, foram adicionados 200 ml de clorofórmio e agitados durante 15 s num Microspin FV-2400 (BioSan, Letónia), depois incubados novamente à temperatura ambiente durante 2-3 minutos. De seguida, procedeu-se a uma centrifugação a 14000 g a t = 4 °C durante 15 min. Foram adicionados 1,5 volumes de etanol a 100% à camada superficial. Cada 700 µl da mistura resultante foi centrifugado à temperatura ambiente durante 13 s por 15 s, depois 700 µl de tampão RWT (miRNeasy Mini Kit) foram adicionados à mistura e centrifugados à temperatura ambiente durante mais 15 s a 13000 g. 500 µl de tampão RPE (miRNeasy Mini Kit) foram misturados com a solução resultante e centrifugados à temperatura ambiente para remover os resíduos de cada ciclo. Na etapa final, foram adicionados 15000 µl de RNase livre e centrifugados a 13000 g durante 1 min.

Utilizando o sistema de espetrofotómetro NanoDrop 1000 NP (Thermo Scientific, EUA), a quantidade de microARN isolado foi determinada com rendimentos de produto de 30 a 800 ng / ml (A260 / 280 = 1,99). As amostras obtidas foram congeladas a t = 4040 °C.

Para as amostras de microRNA obtidas, foi efectuada a transcrição reversa num amplificador Veriti quad channel (Applied Biosystems, EUA) para obter ADN adicional (cDNA) utilizando o kit TaqMan® MicroRNA Reverse Transcription Kit (Applied Biosystems, EUA), de acordo com o esquema padrão fornecido pelo fabricante. Para proceder à transcrição reversa, a mistura de reação contendo a mistura e o miRNA total foi aquecida em ciclos de:

- 30 min a 16 °C,
- 30 min a 42 °C,
- 5 min a 85 ° C,
- e aquecimento adicional a 4 °C [95].

A transcrição reversa foi efectuada utilizando o miScript Reverse Transcription Kit (QIAGEN, Alemanha).

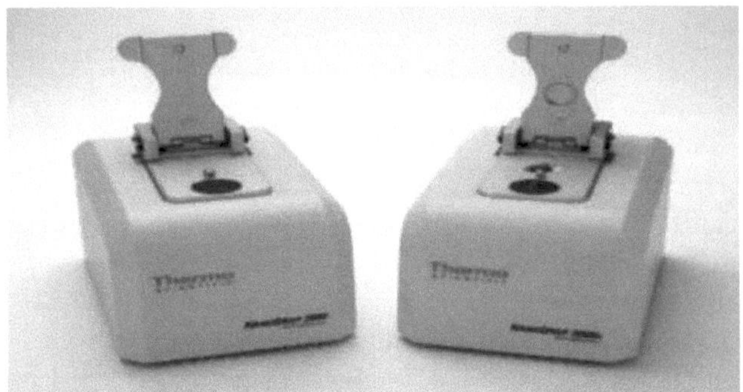

Fig. 3.5. Espectrofotómetro "NanoDrop 1000 NP"

(Thermo Scientific, EUA).

§3.3. Regimes terapêuticos

Para a terapia complexa, foram formados 2 grupos, diferenciados por idade, sexo, duração da doença, patologia concomitante e dados de fibroelastometria, bem como por intervalo de microRNA-122 (intervalos 2 e 3).

Terapia de desintoxicação: 200-300 ml de solução de glucose a 5-10% com adição de 4 ml de solução de ácido lipóico a 0,5% em 3 infusões. Recomenda-se também a prescrição de antiespasmódicos a doentes com desenvolvimento de colestase para aliviar a dor excruciante e a saída de bílis na zona subcostal direita. Drotaverina 40-80 mg 1-2 vezes por dia, papaverina 40 mg 2-3 vezes por dia. A terapia metabólica afecta o metabolismo no fígado e a prescrição de terapia metabólica aos doentes, independentemente da forma de violência, melhora o metabolismo dos tecidos, estabiliza as membranas celulares. A ademetio-nove é administrada por via intravenosa numa dose de 800-1600 mg por dia durante as primeiras duas semanas, sendo depois mudada para comprimidos - 2-4 comprimidos por dia durante 3-4 semanas. Para administração parentérica, a solução a 5% de ácido ascórbico, complexo de vitamina B, o medicamento é administrado por via intravenosa numa dose de 1-2 ml/dia durante 5-10 dias, vitamina E (alfa-tocoferol) 400 UI por dia durante um período de 4 semanas de administração oral.

O segundo grupo de doentes, para além da terapia complexa acima descrita, recebeu adicionalmente UDCA como hepatoprotector. Foi recomendada uma dose padrão de UDCA de 150 mg/dia como terapia hepatoprotectora em doentes com hepatite viral crónica. Mas esta dosagem é ineficaz nas recomendações destinadas à prevenção da fibrose. A preparação de ácido ur-sodeoxicólico foi administrada a 20 mg/kg (durante a noite) por via oral durante 12 semanas.

As recomendações aos doentes baseiam-se na dieta n.º 5, que é modificada para ter em conta as perturbações existentes no metabolismo dos hidratos de carbono e dos lípidos.

§3.4. Tratamento estatístico dos materiais de investigação

Os dados digitais obtidos como resultado de estudos genéticos foram processados utilizando o programa informático "STATISTICA 6.0", um pacote instalado para análise no processador tabular "Microsoft Excel 2010", e pelo autor (V.S.Sheludko, 2001). Um conjunto de listas de separadores utilizado no "Stat-2000".

O teste de Kolmogorov-Smirnov foi utilizado para investigar a peculiaridade da distribuição dos dados. Se a probabilidade de erro (p) do critério de Kolmogorov-Smirnov para um parâmetro for estatisticamente significativa, a hipótese nula de distribuição normal é rejeitada e a distribuição é heterogénea. Caso contrário, os dados são normalmente considerados distribuídos. Foram utilizados métodos paramétricos de tratamento estatístico com distribuição simples.

Os coeficientes de correlação linear de Pearson (r) (com distribuição normal das variáveis) e o nível de correlação de Spearman (com distribuição não uniforme dos valores medidos) (r) foram utilizados para estudar a relação entre variáveis quantitativas. Concluiu-se que, se o coeficiente for superior a 0,7, existe uma correlação forte. A correlação média r com um valor médio entre 0,3 e 0,7, valores de r inferiores a 0,3 foram considerados fracos. Quando $p < 0,05$, as diferenças foram consideradas fiáveis. Todos os testes estatísticos do estudo genético-molecular foram realizados utilizando o pacote estatístico modelo caso-controlo, cálculo do intervalo de confiança (IC 95%), risco de deteção (OR), risco relativo (RR), teste de hipóteses ($\chi 2$), a significância foi estabelecida em $P<0,05$.

REGULAÇÃO EPIGENÉTICA DO MIRNA-122 E O SEU PAPEL NA PROGRESSÃO E RESOLUÇÃO DA FIBROSE

§4.1. O papel dos microRNAs no desenvolvimento da fibrose hepática

Na última década, têm sido efectuados muitos estudos sobre o papel das pequenas moléculas de RNA não codificantes (microRNAs). Os microRNAs são os principais reguladores da resposta imunitária, influenciando os processos de maturação, proliferação, diferenciação e ativação das células do sistema imunitário, a produção de anticorpos e a libertação de mediadores inflamatórios. A perturbação desta regulação pode levar à formação de várias condições patológicas. Os estudos de miRNA podem proporcionar uma compreensão prática dos mecanismos de regulação intracelular, bem como biomarcadores práticos não invasivos para o diagnóstico precoce da fibrose hepática. A investigação atual fornece novas abordagens potenciais para o diagnóstico da fibrose hepática. O microRNA-122 é um indicador de comprometimento da função hepática e um novo parâmetro independente de prognóstico de pacientes com HVC. De acordo com os dados da literatura, o funcionamento do microRNA-122 é perturbado durante o desenvolvimento de doenças hepáticas, em particular a hepatite aguda e crónica, bem como as suas complicações, como a cirrose hepática e o CHC. Consequentemente, de acordo com as ideias modernas, a alteração do nível de expressão do miRNA-122 pode ser um sinal prognóstico do estado patológico do fígado. Para estudar o papel do miRNA-122, foram selecionados 32 doentes do número total de doentes examinados: 17 (53,1%) com diagnóstico de hepatite viral crónica constituíam o primeiro subgrupo e 15 (46,9%) com diagnóstico de cirrose compensada constituíam o segundo subgrupo, de entre os doentes internados para tratamento hospitalar no Serviço de Hepatologia da RSSPMC de epidemiologia, microbiologia, doenças infecciosas e parasitárias.

Os estudos genéticos foram efectuados no Laboratório de Medicina Molecular e Tecnologias Celulares do Centro Republicano Científico e Prático de Hematologia da República do Uzbequistão (diretor - Doutor em Ciências Médicas, Professor Karimov H.Y.).

Foram selecionados 10 voluntários saudáveis para o grupo de controlo. No 1° grupo havia 17 doentes com idades compreendidas entre os 30 e os 58 anos (idade média de $41,5 \pm 6,8$ anos), no 2° grupo havia 17 doentes com idades compreendidas entre os 15 e os 15 anos e os 31 e os 60 anos (idade média de $31,5 \pm 6,8$ anos).

O intervalo de variação do nível de expressão do microRNA-122 foi o seguinte: a separação foi de quatro níveis a partir dos valores mínimos de 0,001 - 0,14; 0,15 -1,05; 1,05 - 12,88 e >12,89.

No decurso do estudo, foi analisada a dependência da expressão do microRNA 122 em relação ao sexo e à idade. Foi calculado o coeficiente de correlação entre o nível de expressão do microRNA-122 e a duração do processo patológico ($r = -0,36$). A duração da doença nos doentes do grupo 1 foi, em média, de $5,7 \pm 3,2$ anos nos homens e de $3,7 \pm 3,3$ anos nas mulheres. A duração da doença nos doentes do grupo 2 foi obviamente diferente e foi, em média, de 6,8±1,8 anos nos homens e de 3,8±2,2 anos nas mulheres. Foram identificados 4 intervalos de diagnósticos: baixo 0,001 - 0,14, médio 0,15 -1,05, alto 1,05 - 12,88 e mais alto >12,89. A análise do nível de expressão do miR-122 mostrou que os doentes com níveis séricos baixos de miR-122 tinham a duração mais longa da doença.

A diferença na incidência de doentes nos subgrupos 1 e 2 de doentes no intervalo miR-122 0,001-0,14 foi de 5,9% versus 26,7%, respetivamente. As probabilidades calculadas de deteção e o risco de complicações neste intervalo foram de 4,5 (IC 95% 0,57 a 36,22) e 5,8 (IC 95% 0,57 a 59,31), respetivamente. No entanto, apesar do elevado OR=5,8 e RR=4,5, essa diferença foi estatisticamente insignificante ($\chi 2$=1,3, P>0,3) (Tabela 5.1).

Quadro 4.1

Diferença estatística da frequência do miR-122 num grupo de doentes com CVH e LC (modelo de caso-controlo)

Indicadores miR-122	1st grupo n=17		2nd grupo n=15		χ^2	P	RR	IC 95%	OU	IC 95%
	aбс	%	aбс	%						
0,001 - 0,14	1	5,9	4	26,7	1,3	0,3	4,5	0,57 36,22	5,8	0,57 59,31
0,15 -1,05	2	11,8	10	66,7	8,0	0,005	5,7	1,46 21,86	15	2,4-93,0
1,05 - 12,88	9	52,9	1	6,7	5,9	0,01	7,9	1,13 55,58	15,7	1,67 148,1
>12,89	5	29,4	0	-	1,6	0,2	4,7	0,614 36,03	6,2	0,64 60,93

No intervalo de 0,15-1,05, a frequência de ocorrência de miR-122 em doentes nos subgrupos de doentes 1 e 2 foi de 11,8% vs 66,7%, respetivamente, A probabilidade calculada de deteção e o risco de complicações neste intervalo é de 5.7 (IC 95% 1, 4621,86) e 15 (IC 95% 2,4-93,0), respetivamente, OR elevado=15 e RR=5,7, a diferença foi estatisticamente significativa ($\chi 2$=8,0, P<0,001), Neste intervalo, o risco de formação de cirrose aumenta e podemos vê-lo claramente.

A diferença na incidência de pacientes em 1 e 2 subgrupos de pacientes na faixa de 1,05-12,88 foi de 52,9% versus 6,7%, respetivamente, As probabilidades calculadas de deteção e risco de complicações nesta faixa são 7,9 (95% CI1,13- 55,58) e 15,7 (95% CI 1,67- 148,1), respetivamente, No entanto, apesar do alto OR=15,7 e RR=7.9, a diferença foi estatisticamente significativa ($\chi 2$=5,9, P<0,01), No terceiro intervalo, o RR aumenta quase 8 vezes, o risco de deteção, ou seja, o OR aumenta 15,7 vezes, Neste caso, foi encontrada uma associação significativa entre o nível de expressão do microRNA-122 e a fibrose em estádio 4 de acordo com a USE.

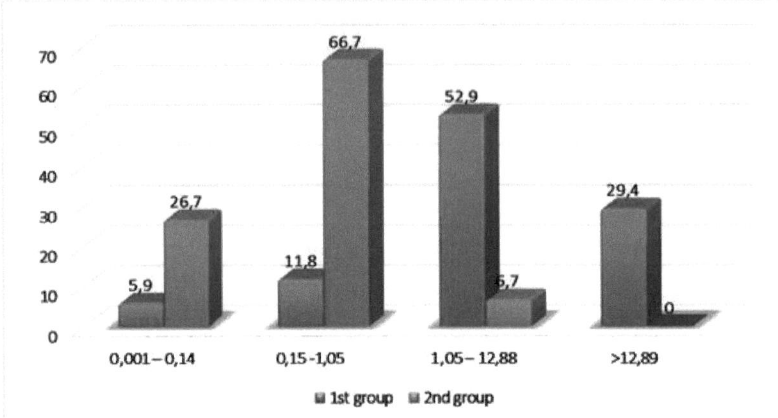

Figura 4.1. Nível de expressão do microRNA-122

A diferença na incidência de doentes nos grupos 1 e 2 no intervalo de 1,05-12,88 foi de 52,9% versus 6,7%, respetivamente. As probabilidades calculadas de deteção e o risco de complicações neste intervalo foram de 7,9 (IC 95% 1,13- 55,58) e 15,7 (IC 95% 1,67- 148,1), respetivamente. No entanto, apesar do elevado OR=15,7 e RR=7,9, a diferença foi estatisticamente significativa ($\chi 2=5,9$, $P<0,01$). No terceiro intervalo, o RR aumentou quase 8 vezes, o risco de deteção, ou seja, o OR aumentou 15,7 vezes. Nesse caso, encontramos uma associação significativa entre o nível de expressão do microRNA-122 e a fibrose no estágio 4 de acordo com a USE.

A diferença na incidência de pacientes nos grupos 1 e 2 na faixa de miR- 122>12,89 foi de 29,4% versus 0%, respetivamente, As probabilidades calculadas de deteção e risco de complicações nesta faixa são 4,7 (95% CI 0.614 a 36,03) e 6,2 (IC 95% 0,64 a 60,93), respetivamente. No entanto, apesar do OR=6,2 e do RR=4,7 elevados, esta diferença foi estatisticamente insignificante ($\chi 2=1,6$, $P<0,05$), uma vez que não havia doentes no grupo 2 neste intervalo. Talvez, se o número de pacientes fosse aumentado, as diferenças seriam mais acentuadas.

§4.2. Relação do nível de expressão do microRNA-122 com dados de exame, queixas, dados clínicos e bioquímicos e parâmetros de elastometria

Os microRNAs estão envolvidos em todas as funções do organismo, desde o embrião até ao desenvolvimento de várias doenças. São os líderes dos processos vitais, desde a formação de órgãos e sistemas até ao desenvolvimento de patologias como o cancro e o VIH. MicroRNAs específicos de doenças.

Estudos efectuados nos últimos anos demonstraram que o microRNA-122 tem a sua própria especificidade. A quantidade máxima é expressa pelo tecido hepático e, consequentemente, o peso da função está relacionado com o seu nível. Se houver perturbações no fígado associadas a condições patológicas, tais como hepatite viral, LC, formação no fígado, respetivamente, o nível de expressão altera-se. Com base em numerosos estudos efectuados até à data, pode ser um marcador da gravidade do estado patológico do fígado. Sabe-se que regulam e participam na diferenciação de todas as células. A diminuição do nível de expressão faz progredir a fibrose hepática. No intervalo 1-2, o nível de expressão do mi- croRNA-122 é de 0,14±0,04, caso em que os resultados são considerados insignificantes,

No grupo com DRC, o número de doentes era de 7, todos do sexo masculino. A categoria de doentes incluídos nesta gama de níveis de expressão do miR-122 apresentava níveis elevados de ALT (80,1±7,1), AST (71,2±5.8), fosfatase alcalina (61,3±1,3), albumina (40,4±0,08), contagem de trombócitos (113±4,97), não foi detectada qualquer alteração do nível de bilirrubina, os parâmetros de fibroelastometria nesta categoria de doentes eram F4 (20,0-24,0).

Quadro 4.2

Níveis dos parâmetros bioquímicos em função do estádio de fibrose e dos níveis de microRNA-122

Indicadores	0,001-0,14	0,15-1,05	1,05-12,88	>12,89
ALT, U/L	71,2±2,8	67,3±6,7	60,5±4,4*	53,4±6,1***
AST, U/L	80,1±2,1	75,3±2,2	69,4±2,3***	63,9±2,1***
Albumina	40,4±0,08	43,1±0,12****	46,3±0,16***	50,78±0,14***
Bilirrubina µmol/l	4,1±0,12	6,4±0,09***	7,8±0,064***	9,35±0,042***
fosfato alcalino, U/L	61,3±1,3	61,9±1,6	62,5±2,4	63,2±2,25
Proteína total, g l	63,4±0,09	64,2±0,1***	65,3±0,13***	67,4±0,15***

Nota:

* - as diferenças em relação aos dados do intervalo 1 são significativas (** - P<0,01, *** - P<0,001)

A categoria de doentes com o intervalo de níveis de miRNA-122 indicado apresentava níveis aumentados de ALT (80,1±7,1), AST (71,2±5,8), fosfatase alcalina (71,2±5,8), albumina (32,4±0,08), contagem de plaquetas (113±4,97), A fibroelastometria nesta categoria de doentes foi F2 (6,5). Assim, o nível de miR-122 é um parâmetro de prognóstico necessário em doentes com processos de fibrose e cirrose, ao avaliar o risco de complicações. Encontrámos também uma correlação média positiva entre os níveis séricos de miR-122 e a albumina (r=0,56), a proteína total ou a bilirrubina (r=0,42). Uma explicação para este facto pode ser o facto de os níveis séricos de proteínas estarem alterados em doentes com disfunção hepática grave. Além disso, os níveis de bilirrubina também variam consoante o nível de colestase.

No 2º intervalo do nível de expressão do microRNA-122 é de 0,15 -1,05, com estes parâmetros no grupo com CVH o número de doentes é de 2, No grupo com LC o número de doentes foi de 10, A categoria de doentes com este parâmetro no intervalo do nível de microRNA-122 tinha níveis aumentados de ALT (80, 1±7,1), AST (71,2±5,8), fosfatase alcalina (71,2±5,8), albumina (32,4±0,08), contagem de plaquetas (113±4,97), Não foi encontrada qualquer alteração no nível de bilirrubina, A fibroelastometria nesta categoria de doentes foi F3 (9,0-20,0).

Quadro 4.3

Dependência dos índices de fibrose dos níveis de microRNA-122

Indicadores	0,001-0,14	0,15 -1,05	1,05-12,88	>12,89
F0 - (3,5- 6,0)	0	0	0	3,5±2,5
F1- 2(6,5-10,8)	0	10,4±0,4	10,2± 0,6	6,6±0,1***
F3 -(10,8-14,0)	13,8±0,2	11,1± 0,3***	0	0
F4- (>14)	15,2±1,2	0	0	0

Nota: * - as diferenças em relação aos dados do intervalo 1 são significativas (** - P<0,01, *** - P<0,001)

Os níveis mais baixos de miR-122 foram encontrados em pacientes com fibrose hepática grave, confirmando a evidência da literatura de que os níveis de miR-122 podem ser um indicador da capacidade funcional do fígado (Tabela 4.4).

Quadro 4.4

Dependência da densidade do fígado de acordo com os dados da USE em função do estádio de fibrose e do nível de microRNA-122

Indicadores de miR-122	Estado da fibrose	Densidade do fígado, kPa
>12,89	F0 (n=5 CVH/0 LC)	5,2±0,3
1,05 - 12,88	F1 -F2 (n=9 CVH/1 LC)	7,6±0,5
0,15 -1,05	F3 (n=2 CVH/10 LC)	14,6±0,6
0,001 - 0,14	F4 (n=0/4 LC)	22,3±0,9

No presente estudo, observámos níveis mais baixos de miR-122 em doentes com uma duração de doença mais longa, provando que os níveis séricos reduzidos de miR-122 são o resultado de uma libertação reduzida pelos hepatócitos. Em doentes com cirrose hepática, o nível de miR-122 no soro pode ser um marcador da capacidade funcional do fígado, ao passo que na HVC o nível de miR-122 no soro é sobretudo um indicador da atividade inflamatória e da morte celular no fígado.

Quadro 4.5

Relação entre a gama de níveis de expressão do MicroRNA-122 e a taxa de desenvolvimento de fibrose

Indicadores	0,001-0,14	0,15 -1,05	1,05-12,88	>12,89
Pontuação máxima FDR/ano.	0,51±0,03	0,53±0,4	0,44±0,31	0,21±0,13*
FDR slow score/ano	0	0	0	0,02±0,14

Nota: * - as diferenças em relação aos dados do intervalo 1 são significativas (** - P<0,01, *** - P<0,001)

Uma vez que a libertação a partir de hepatócitos danificados pode ser a principal fonte de miRs com origem nos hepatócitos [19], é possível que os doentes com cirrose que perderam a maior parte dos seus hepatócitos e, por conseguinte, têm uma atividade funcional hepática reduzida, tenham uma libertação de miR-122 correspondentemente mais baixa do que os doentes com menos danos nos hepatócitos.

Quadro 4.6

Níveis de parâmetros bioquímicos em relação à taxa de fibrose e aos níveis de microRNA-122

Indicadores	0,001-0,14	0,15 -1,05	1,05-12,88	>12,89
IMC (kg/m)^2	17,2±1,35	19,4±1,54	22,3±1,78*	24,8±2,41**
Glucosa, mmol/l	4,25±0,04	4,39±0,06	4,96±0,075***	5,27±0,09***
Colesterol, mmol/l	3,41±0,14	3,76±0,22	4,07±0,29*	4,35±0,36*
TG, mmol/l	0,94±0,03	0,93±0,07	0,92±0,09	0,91±0,13
HDL, mmol/l	1,17±0,19	1,23±0,11	1,35±0,07	1,47±0,03
LDL, mmol/l	2,21±0,06	2,28±0,063	2,39±0,068*	2,48±0,07**
VLDL, mmol/l	0,35±0,24	0,37±0,18	0,4±0,1	0,42±0,07

Nota: * - as diferenças em relação aos dados do intervalo 1 são significativas (** - P<0,01, *** - P<0,001)

A análise de correlação confirmou a existência de uma correlação fiável entre a densidade do fígado e o grau de desenvolvimento de fibrose e o nível de expressão do miRNA-122 O desenvolvimento de fibrose na CVH é acompanhado pela ativação de mecanismos de regeneração.

§4.3. Relação da variação do nível de expressão do microRNA-122 com a progressão da fibrose hepática.

Para obter determinados resultados no processo do estudo, determinámos também a FDR, a fim de determinar a relação entre o nível de expressão do microRNA-122 e a FDR hepática. Como é sabido, a FDR é calculada como um rácio entre o estádio de fibrose (determinado por pontuações) e a duração da doença (anos de doença). Utilizando esta fórmula, podemos determinar a taxa de desenvolvimento da fibrose hepática na CVH: rápida (até 10 anos) e lenta (mais de 10 anos). Os resultados do estudo mostraram o seguinte: a taxa média de desenvolvimento de fibrose foi de 0,20 ± 0,17 (0 a 2 pontos por ano). No entanto, os doentes com CVC nas fases iniciais da fibrose (F1) apresentaram valores médios muito mais baixos (0,22 ± 0,14 pontos por ano) em comparação com a fibrose hepática F2, F3 e F4. Em F2, a média foi de 0,45 ± 0,32 pontos/ano, em F3, 0,53 ± 0,43 pontos/ano e em F4, 0,51 ± 0,02 pontos/ano. Os doentes afectados ao grupo com um elevado nível de desenvolvimento de fibrose apresentavam valores de densidade hepática mais elevados de acordo com a USE. Nestes grupos, o nível de expressão do microRNA-122 era mais baixo a uma taxa rápida de progressão da fibrose hepática de 2,4 e 1,2 vezes, respetivamente, do que nos doentes do grupo com uma taxa lenta de desenvolvimento da fibrose hepática. Em pacientes com estágios tardios de fibrose hepática, observamos baixos níveis de microRNA-122, confirmando os dados da literatura e sugerindo que os níveis de microRNA-122 são preditores da capacidade funcional do fígado. No nosso estudo, também observámos níveis mais baixos de microRNA-122 em doentes com maior duração da doença, indicando que os níveis sanguíneos reduzidos de microRNA-122 resultam de uma libertação reduzida dos hepatócitos. Em doentes com cirrose, os níveis séricos de mi- croRNA-122 podem ser um marcador da função hepática, ao passo que, na HVC, os níveis séricos de mi- croRNA 122 são sobretudo um indicador da atividade inflamatória e da morte celular no fígado. A libertação dos hepatócitos afectados pode ser a principal fonte de microRNA-122 libertado dos hepatócitos. Isto confirma os resultados de muitos outros estudos, segundo os quais os doentes com cirrose que perderam a maior parte dos seus hepatócitos e, por conseguinte, têm uma menor capacidade funcional do fígado, podem ter uma menor libertação de microRNA-122 após a lesão do que os doentes com tecido hepático mais saudável.

O significado e a compreensão dos rearranjos de certas partes do aparelho genético molecular no desenvolvimento da fibrose hepática em doentes com HVC é de grande importância. Foi estabelecida uma elevada variabilidade do nível de expressão do microRNA-122 no tecido hepático saudável, em doentes com HVC e LC. Com o agravamento do processo patológico, os intervalos do nível de expressão alteram-se. Também no nosso estudo foram determinados os seguintes aspectos, o que também confirma os dados de estudos estrangeiros o nível de expressão está correlacionado com os índices de transaminases hepáticas em doentes com HVC, com a atividade do processo patológico. A presença de uma correlação entre o nível de expressão do microRNA-122 e a ALT é bastante razoável. Com a progressão da fibrose, o nível de expressão do microRNA-122 diminui.

O aumento das transaminases hepáticas reflecte a atividade do processo inflamatório, que é amplamente utilizado na medicina prática. Por conseguinte, a correlação entre o microRNA-122 e a ALT é bastante expetável. No nosso trabalho de investigação, esta regularidade foi confirmada num grupo de doentes com fibrose hepática no estádio F3 de acordo com a USE, obviamente causada pela substituição da massa de células hepáticas funcionais por tecido conjuntivo sem microRNA-122. Com base nos resultados do estudo, sabemos que o nível de microRNA-122 em pacientes com estágios iniciais e expressos de fibrose pode ser usado para avaliar a taxa de desenvolvimento de fibrose hepática. Nos últimos anos, tem sido dada especial importância ao microRNA-122 como parâmetro de diagnóstico. Foi realizado um grande número de trabalhos neste sentido, que dizem respeito à avaliação do miRNA-122 como marcador independente [12, 26, 27].

J. Vogt et al, (2019) [28] mostraram diferenças significativas no nível de miR- 122 em indivíduos saudáveis, dependendo do sexo, idade, etnia. Consequentemente, de acordo com o nosso trabalho de investigação, pode afirmar-se que o miRNA-122 pode ser utilizado para determinar a dinâmica da doença na gestão de doentes com CVH e LC como um indicador da gravidade da lesão hepática e da taxa de desenvolvimento de fibrose. A avaliação da possibilidade de utilização do miR-122 como preditor do risco de complicações no desfecho da HVC requer estudos adicionais, o que torna esta molécula promissora como marcador de prognóstico. O fígado contém várias classes de mi- croRNAs, entre os quais o miR-122 representa cerca de 70% de todos os microRNAs.

Por conseguinte, uma diminuição do nível de expressão plasmática do miR-122 reflecte o risco de progressão da fibrose hepática nos seres humanos. Na revisão da literatura, considerámos o problema da CVH como uma nosologia multifatorial. Uma vez que não só os índices bioquímicos, mas também as doenças moleculares e genéticas desempenham um papel na progressão da fibrose hepática. Os resultados da nossa investigação são confirmados por uma série de estudos efectuados nos últimos anos [30, 69, 74, 114], e os dados obtidos por nós testemunham-no. Este estudo difere de outros estudos estrangeiros pelo facto de termos determinado o nível de expressão de microARN na população do Uzbequistão. Uma vez que a literatura confirma a diferença dos níveis de expressão do microRNA-122 consoante a etnia.

Os resultados do estudo mostram que o nível de microRNA-122 específico para os hepatócitos está reduzido nos doentes em fase de fibrose acentuada. O mi- croRNA-122 sérico é um novo parâmetro potencial da função hepática e um parâmetro de prognóstico em doentes com cirrose.

Resumo. Os resultados que caracterizam o nível de expressão do microRNA-122 nas condições de fibrose hepática progressiva foram obtidos no decurso da nossa investigação. A gravidade do desenvolvimento da fibrose nos pacientes examinados foi confirmada pela presença de alterações nos indicadores de citólise, função de síntese de proteínas do fígado, distúrbios de colestase, bem como pelos resultados da USE.

Os resultados do nosso estudo mostram que o nível de miR-122 específico dos hepatócitos está reduzido nos doentes. O miR-122 sérico é um novo parâmetro potencial da função hepática e um parâmetro de prognóstico para o risco de complicações.

CAPÍTULO V

ALGORITMO DE TRATAMENTO COMPLEXO E SUA EFICÁCIA EM DOENTES COM HEPATITE VIRAL CRÓNICA

§5.1. Algoritmo de tratamento complexo de doentes com hepatite viral crónica

O tratamento de doentes com hepatite viral crónica é uma secção complexa da infectologia, que prevê, em primeiro lugar, a necessidade de uma abordagem individual, o desenvolvimento de tácticas e métodos de tratamento dos doentes. Deve notar-se que a terapia racional envolve um impacto sobre os componentes do processo infecioso, ou seja, o efeito simultâneo do agente causador, a reatividade do organismo e as principais ligações na patogénese da doença. Esta abordagem define o princípio da terapia complexa. Outro princípio - a individualidade do tratamento - está associado ao facto de a proporção de cada direção da terapia poder diferir significativamente em diferentes doentes em diferentes fases da doença. O terceiro princípio é a prescrição do tratamento ao doente o mais cedo possível, o que determina o grau e o momento da recuperação.

O objetivo da terapia antiviral para a hepatite viral crónica:

- Para remover ou parar a replicação do vírus.
- Reduzir ou diminuir a atividade inflamatória.
- Prevenção do desenvolvimento de hepatite crónica com desenvolvimento de cirrose e cancro primário do fígado.

Ultrapassar os efeitos secundários da terapia antiviral - parar a citólise, parar a colestase, impedir o desenvolvimento de fibrose - é o principal objetivo do tratamento complexo após uma terapia antiviral bem sucedida.

Para uma avaliação adequada do tratamento, 137 doentes com HVC foram divididos em 2 grupos, de acordo com as tácticas de tratamento: o grupo de comparação, constituído por 41 (29,9%) tratados de acordo com o método padrão, e o grupo principal - 96 (70,1%) utilizando uma terapia complexa.

Os principais componentes da terapia básica são: dieta, reeducação, álcool, eliminação de medicamentos hepatotóxicos, insolação, vacinação, saunas. tratamento de riscos profissionais e domésticos, doenças das articulações, órgãos digestivos e outros órgãos e sistemas.

Desenvolvemos um algoritmo de tácticas de tratamento para doentes com HVC:

Na hepatite viral crónica, a dieta deve ser completa, contendo 100-120 g de proteínas, 80-90 g de gorduras, das quais 50% de origem vegetal, 400-500 g de hidratos de carbono. Ao prescrever a dieta, devem ser tidos em conta os hábitos individuais do doente, a tolerância alimentar e as doenças articulares dos órgãos digestivos.

A dietoterapia racional é uma parte especial da terapia complexa no tratamento da doença hepática. A dietoterapia é prescrita num complexo de terapia geral, como medicamentos, fisioterapia, etc. Em cada caso, a terapia nutricional tem as suas próprias caraterísticas, diz respeito principalmente a doenças do sistema digestivo e também do sistema endócrino. Noutras patologias, a terapia nutricional ajuda a criar a base necessária para o sucesso da terapia medicamentosa e de outras formas de terapia.

Com determinadas caraterísticas fisiológicas do organismo, é necessário que a ingestão alimentar diária corresponda às normas dos órgãos do doente. Na prática, ao prescrever uma dieta, é necessário respeitar certas regras: o valor energético dos alimentos, depois um determinado teor de proteínas, gorduras, hidratos de carbono, oligoelementos, vitaminas. Para além disso, as propriedades físicas dos alimentos também têm as suas próprias regras, como o tamanho da consistência e a temperatura dos alimentos. Para além disso, é importante a peculiaridade do processamento e o horário das refeições (número de refeições, hora das refeições, distribuição da ração diária entre as refeições individuais). Uma dieta racional deve centrar-se no indivíduo. Deve ter-se em conta a patogénese da doença, as caraterísticas individuais do organismo com perturbações metabólicas, todas as alterações que ocorrem no trato gastrointestinal, a fase da patologia, a existência de complicações ou outras comorbilidades, o IMC e a idade, o sexo dos doentes que fazem esta dieta. A terapia dietética deve ser direcionada não só para o órgão ou sistema doente, mas também para o organismo como um todo. A nutrição dietética deve basear-se na fisiologia do organismo do doente. Para o efeito, a terapia nutricional racional deve cumprir determinadas normas:

- Por conseguinte, os alimentos consumidos devem fornecer ao organismo as quilocalorias necessárias para as despesas corporais;
- Além disso, a quantidade necessária de nutrientes, tendo em conta as suas necessidades;
- O estômago deve ser saturado com uma certa quantidade de alimentos para que o doente tenha uma sensação de saciedade;
- Cada doente deve ficar satisfeito com o sabor dos alimentos ingeridos, pelo que a ementa deve ser variada e tolerada de forma satisfatória pelo doente;
- Os alimentos consumidos devem ser submetidos às transformações culinárias necessárias, preservando o sabor dos alimentos utilizados.

Sabe-se que o fígado é o principal elo do processo de digestão e participa ativamente na gestão dos processos metabólicos, assegurando o seu normal desenrolar. A hepatite crónica representa cerca de 10% das doenças do aparelho digestivo e é uma causa frequente de elevada mortalidade por incapacidade temporária e permanente em doentes em idade ativa, o que determina a importância socioeconómica desta patologia.

A principal razão para o cumprimento da terapia dietética nos doentes é a ingestão atempada de substâncias úteis necessárias para a recuperação dos hepatócitos devido à infeção. Por conseguinte, os doentes tomam produtos úteis através da terapia nutricional para melhorar a função hepática e, naturalmente, para melhorar os processos metabólicos. As quilocalorias que o doente recebe com os alimentos ingeridos devem ser iguais ao gasto energético do organismo. A ementa diária deve conter uma quantidade suficiente de proteínas (95-100g), hidratos de carbono (300-350g) e gorduras (95-105g). A quantidade máxima de proteínas que o doente deve obter deve provir de animais, que se encontram nos produtos lácteos, na carne, nos produtos de peixe e nos ovos. Uma abordagem global ao tratamento da hepatite crónica inclui não só a toma de medicamentos, mas também o cumprimento de uma dieta especial.

Uma abordagem abrangente ao tratamento da hepatite crónica inclui não só a toma de medicamentos, mas também o cumprimento de uma dieta especial.

A dieta na hepatite crónica ajuda a reduzir a inflamação, normaliza a função hepática e melhora o fluxo biliar. Para que o tratamento seja eficaz, é necessário saber o que comer e o que não comer em caso de hepatite. A dieta é pequena, contém muitos produtos que são autorizados a comer.

Independentemente da fase em que a doença é detectada, foram desenvolvidas recomendações gerais para a ingestão de alimentos. A dieta na hepatite crónica em adultos demora muito tempo. É necessário seguir uma dieta especial durante 2 anos. É necessário comer em pequenas porções. A quantidade média de alimentos ingeridos durante o dia não deve exceder os 3 kg. As pessoas com excesso de peso, em particular, precisam de controlar a quantidade de alimentos consumidos. A obesidade afecta negativamente o sistema digestivo e agrava os sintomas da hepatite. Os alimentos permitidos são muito variados e cumprem elevados padrões nutricionais. São facilmente digeridos pelo organismo, aliviando o fígado de um stress desnecessário.

Na preparação das refeições, devem ser tidas em conta as seguintes recomendações: os pratos devem ser cozidos a vapor, fervidos ou cozinhados com água ou caldo de legumes. Só se utilizam claras de ovos cozidos. Na hepatite crónica, consome-se puré de batata. Se houver óleo (manteiga ou óleo vegetal) no prato, ele é adicionado à mesa antes de servir. Legumes e frutas são úteis em qualquer forma. Os produtos permitidos de uma dieta especial são necessários na exacerbação da hepatite crónica e na manifestação de doenças concomitantes. É oferecida ao doente uma dieta que tem em conta a composição óptima de proteínas, gorduras e hidratos de carbono.

A lista de alimentos recomendados inclui: filetes de carne de vaca, vitela, peru, frango sem pele, peixe magro cozido ou cozido a vapor (papoila, lúcio), sopas cozinhadas com caldo diluído em água, legumes cozidos, puré de batata e legumes, fruta fresca, papas de aveia cozidas em água (aveia, trigo sarraceno, sêmola), compotas de frutos secos. À medida que as manifestações clínicas da hepatite diminuem, os doentes podem mudar para a dieta número 5. Na hepatite viral crónica, as células do fígado são mortas. A sua função é assumida por células saudáveis, que têm de suportar uma carga dupla. Se seguir a dieta, o trabalho destas células tornar-se-á mais fácil, o corpo receberá as substâncias necessárias.

Apesar de a dieta n.º 5 ter sofrido várias alterações, ou seja, o elevado custo dos alimentos importados (trigo sarraceno, trigo sarraceno, ervilhas russas, mariscos, etc.) levou à sua utilização incompleta na dietoterapia e, no processo de evolução, verificou-se que os alimentos locais, em especial os cereais, são muito melhor digeridos pelos órgãos digestivos. Na hepatite crónica, o metabolismo é perturbado, em particular a função de síntese das proteínas, as vitaminas e os oligoelementos são reduzidos, o metabolismo lipoídico também é perturbado e ocorre infiltração de gordura no fígado. Por isso, os pratos dietéticos devem conter mais proteínas, vitaminas, oligoelementos e substâncias lipotrópicas. Devem também aumentar a resistência imunobiológica do organismo.

As recomendações dietéticas para os doentes baseiam-se na dieta n.º 5, que é modificada para ter em conta as perturbações existentes no metabolismo dos hidratos de carbono e dos lípidos.

Como parte da terapia patogénica, recomenda-se que a terapia primária seja obrigatória para todos os doentes, independentemente da gravidade da doença, para restabelecer a função hepática afetada e evitar complicações. Para eliminar a síndrome de envenenamento, recomenda-se que os doentes com DCV sejam submetidos a uma terapia de desintoxicação com base na gravidade da doença. Terapia de desintoxicação: adicionar por via intravenosa 200-300 ml de solução de glucose a 5-10%, 3 ml de 4 ml de solução de ácido lipóico a 0,5%. Recomenda-se também a prescrição de antiespasmódicos a doentes com colestase para aliviar a dor excruciante na região subcostal direita e a secreção biliar. A utilização de Drotaverina - 40-80 mg 1-2 vezes por dia, papaverina 40 mg 2-3 vezes por dia.

A terapia metabólica afecta o metabolismo no fígado e a prescrição de terapia metabólica aos doentes, independentemente da forma de violência, melhora o metabolismo dos tecidos e estabiliza as membranas celulares. Nas primeiras duas semanas, a ademetionina é administrada por via intravenosa numa dose de 800-1600 mg por dia, passando depois para comprimidos - 2-4 comprimidos por dia durante 3-4 semanas.

Os pontos principais da terapia devem também incluir um curso obrigatório de terapia vitamínica. A necessidade de vitaminas deve ser suprida tanto através de produtos alimentares naturais como através da prescrição adicional de preparações multivitamínicas. Para a administração parentérica também se recomenda uma solução a 5% de ácido ascórbico, complexo de vitamina B, o medicamento é administrado por via intravenosa, numa dose de 1-2 ml/dia durante 5-10 dias, vitamina E (alfa-tocoferol) 400 UI por dia durante um período de 4 semanas de administração oral. Além disso, recomenda-se a todos os pacientes com doenças cardiovasculares que se submetam a uma terapia para normalizar a função do trato gastrointestinal (prevenção da obstipação, luta contra a disfunção) para o esvaziamento diário do intestino para eliminar as substâncias tóxicas.

Para além da terapêutica acima mencionada, os doentes do grupo principal receberam adicionalmente a prescrição de ácido ursodeoxicólico com finalidade anticolestática e hepatoprotectora.

Até à data, o tratamento da hepatite viral crónica por terapia hepatoprotectora baseia-se na utilização de medicamentos que afectam a proteção dos hepatócitos. Mas, até à data, a utilização apenas de terapia antiviral no tratamento de infectados não proporciona uma cura a cem por cento. Por conseguinte, a aplicação de uma proteção em grande escala e a eliminação das consequências após a terapia antiviral é de particular importância. As tácticas actuais de utilização do UDCA como hepatoprotector são particularmente comuns em doentes com cirrose biliar e patologias hepáticas crónicas. A dose universalmente utilizada do medicamento é de 15mg/kg de peso. Atualmente, o UDCA é utilizado em todo o mundo para o tratamento da cirrose biliar primária (CBP) e da doença hepática crónica. Foi recomendada uma dose padrão de 150 mg/dia de UDCA como terapia hepatoprotectora em doentes com hepatite viral crónica. Mas esta dose é ineficaz nas recomendações destinadas à prevenção da fibrose. A preparação de ácido ursodeoxicólico foi administrada a 20 mg/kg (durante a noite) por via oral durante 12 semanas.

Após 4 e 12 semanas, foram efectuados exames de controlo, diagnósticos clínicos e laboratoriais, elas- tometria de ultra-sons do fígado. O efeito da terapêutica na evolução clínica da doença foi avaliado através de alterações dos parâmetros bioquímicos séricos e dos parâmetros da função hepática.

§5.2. Eficácia da terapia complexa em doentes com hepatite viral crónica

Os pacientes do grupo 1 apresentaram uma regressão muito mais rápida dos sintomas clínicos do que os pacientes do grupo 2. No entanto, foi observada uma diminuição significativa da frequência da dor e da sensibilidade nos doentes dos grupos 1 e 2. área subcostal direita. No entanto, a ocorrência destes sintomas após 4 semanas de terapia foi significativamente menor no grupo de pacientes que receberam UDCA numa dose de 20 mg/kg, em contraste com o grupo 2: dor subcostal direita, 19% em comparação com 5%; dor subcostal direita, 10% e 30%.

No que diz respeito a sintomas como a dor subcostal direita, ao contrário da primeira semana de tratamento, deve ser observada uma redução significativa da sua frequência após 4 semanas (até 5%) e 8 semanas (até 4%) de tratamento. estes (20%) não foram observados nos doentes deste grupo 2, nos doentes em que a dose de tratamento foi aumentada.

A regressão destes sintomas no contexto do tratamento pode estar relacionada com a correção das perturbações UDCA na dose de 20 mg/kg e com a normalização das perturbações disfuncionais do trato biliar, que ocorre mais rapidamente com a diminuição do grau de gravidade da hepatomegalia.

A frequência da síndroma colestática nos doentes do grupo 1 também diminuiu com a terapia. No entanto, em comparação com os dados iniciais, a incidência da esclerótica subicterial diminuiu após 4 semanas nos doentes do 1º grupo e nos doentes do 2º grupo apenas após 8 semanas. Nesta altura, o sintoma era significativamente menos pronunciado nos doentes do grupo 1 (5%) do que nos doentes do grupo 2 (23%).

O amargor oral foi significativamente menos pronunciado nos pacientes do Grupo 1 após 4 semanas e 12 semanas, em contraste com as leituras iniciais.

Os doentes do Grupo 1 (4%) tinham uma probabilidade significativamente menor de ter este sintoma após 12 semanas de seguimento do que os doentes do Grupo 2 (20%).

A fraqueza geral dos doentes do grupo 1 durante a terapêutica também diminuiu de 75% para 4% após 4 semanas e 10% após 12 semanas de terapêutica, mas foi significativamente menor do que nos doentes tratados com UDCA na dose de 15 mg/dose. kg após 4 semanas (62%) e 12 (55%) semanas de tratamento. A diminuição significativa da gravidade da fraqueza geral nos doentes do grupo 1 pode estar associada ao efeito imunomodulador do medicamento.

Também a frequência do eritema da palma da mão nos doentes durante o tratamento diminuiu para 30% após 4 semanas e para 5% (65%) após 12 semanas de terapia. O valor do índice foi significativamente mais baixo do que nos doentes do grupo 2, tanto após 4 semanas como após 12 semanas de tratamento (Tabela 5.1).

Ao estudar os resultados das investigações bioquímicas, destacam-se algumas particularidades de grande importância prática na sua dinâmica. A análise da dinâmica dos indicadores que caracterizam as principais síndromes bioquímicas é apresentada no Quadro 5.2.

A IILF1V √>. 1

Dinâmica das queixas dos pacientes examinados no contexto da terapia complexa e básica

Indicadores	Antes do tratamento				Após 4 semanas de tratamento				ARepois de 12 semanas de tratamento			
	Grupo principal n=96		Grupo Coinpanson π-41		Grupo principal n=96		Grupo de comparação n· 41		Grupo principal n=96		Grupo de comparação n=41	
	abs	%	abs	%	abs	%	abs	%	abs	%	abs	%
Dor na região subcostal direita	69	71,9	34	82,9	12	$12,5^{AA}$	14	2Д |**⅛	0	0,0	2	4,9
Dor na região subcostal anterior	60	62,5	36	87,8***	12	$12,5^{\wedge\wedge}$	15	36,6***	0	0 O$_1$	3	7 3*$_1$
Peso na região subcostal direita.	42	43,S	22	53,7	7	$7,3^{\wedge\wedge}$	8	19,5*	I	l,0	2	4,9
Hepatomegalia	30	31,3	16	39,0	4	$4,2^{\wedge\wedge}$	6	14,6*	0	0,0	0	0 O$_1$
Sabor amargo na boca	45	46,9	32	78,0***	13	13,5	14	34,1*	2	2,1	5	12,2*
Siibictericily oΓ's sclerae	15	15,6	12	29,3*	0	0,0	0	0,0	0	0,0	0	0 O$_1$
Banco instável	57	59,4	30	73,2	12	$12\ 5_3^{\wedge\wedge}$	14	34. !	0	0,0	0	0 O$_1$
Fraqueza, fadiga	90	93,8	38	92,7	10	$10,4^{\wedge\wedge}$	13	2 I y "#"	0	0,0	3	7 3*$_1$
Eritema palmar	6	6,3	2	4,9	0	0,0	0	0,0**	0	0 O$_1$	0	0 O$_1$

Foi observada uma diminuição significativa da bilirrubina em ambos os grupos durante o tratamento; foram observadas diferenças significativas apenas nos doentes do Grupo 1 (Tabela 5.2). Assim, os níveis de biliru-bina direta foram comparados com a linha de base (12,8 ± 2, 1 µmoИ) após 4 semanas (4,5 ± 1,4 µmoVl) e 12 (3), 7 ± 0,8 µmoVl) após uma semana. Em 12 semanas de tratamento (12,3 ± 3,6 e 8,6 ± 2,8 mmol / L), os níveis de bilirrubina total e não direta estavam abaixo da linha de base (36,2 ± 9,5 e 23,4 ± 7,6 mmol / L, respetivamente.) / L) foi significativamente menor. Quanto à diminuição da atividade da fosfatase alcalina, só foram encontradas diferenças fiáveis em relação aos dados iniciais nos doentes do grupo 1 após 4 semanas e após 12 semanas.

Avaliação da eficácia do UDCA na dose de 20mg/kg no tratamento da CVH.

Algumas particularidades de grande importância prática na sua dinâmica quando se estudam os resultados das investigações bioquímicas. A análise da dinâmica dos índices que caracterizam as principais síndromes bioquímicas é apresentada no Quadro

5.2.

Foi observada uma diminuição significativa da bilirrubina em ambos os grupos durante o tratamento dos doentes; foram observadas diferenças fiáveis apenas nos doentes do grupo 1 (Tabela 5.2). Assim, o nível de bilirrubina direta em comparação com a linha de base (12,8 ± 2, 1 mmol/l) após 4 semanas (4,5 ± 1,4 mmol/l) e após 12 (3), 7 ± 0,8 mmol/l) era mais baixo após uma semana. Às 12 semanas de tratamento (12,3 ± 3,6 e 8,6 ± 2,8 mmol/l), os níveis de bilirrubina total e indireta eram significativamente mais baixos do que os valores basais (36,2 ± 9,5 e 23,4 ± 7), 6 mmol/l). Quanto à diminuição da atividade da fosfatase alcalina, só foram encontradas diferenças significativas em relação aos dados iniciais nos doentes do grupo 1 após 4 semanas e após 12 semanas.

Dinâmica dos parâmetros bioquímicos de base em doentes no contexto da terapia

Indicadores	Antes do tratamento		Após *4* semanas.		Após 12 semanas	
	Grupo principal n=96	Grupo de comparação n=41	Grupo principal n=96	Grupo de comparação n=41	Grupo principal n=96	Grupo de comparação n=41
Bilirrubina total, µmoИ.	36,2+2,5	34,6±2,5	19,5±1,3*** ^^	25,2+1,4***	12,3+3,6***	19,4±1,8***
Bilirrubina direta, µmoИ	12,8+1,1	12,2±2,2	4,5±0,4*	7,5+2,8	3,7±0,8*	5,2+1,3
Brlirrubina indiretamente, Limold	23,4+1,6	22,4+1	15,0±1,9***	Г7,7±1 5*i	8,6±1,8' **^	14,2+1,5**
	139,1±5,8	135 3±4 5tt	88 6+3,9***	95,3±4,6**.	69,4=3,S***	85,3±3,2***

Nota:- as diferenças em relação aos dados do grupo de comparação e do grupo mam antes do tratamento são significativas (* -P<0,05);

****-p<o oι^i ** - P^t 0,00l);**

Avaliação da eficácia da utilização de UDCA na dose de 900 mg/dia no tratamento da CVH, no aumento da dose deste fármaco de 600 para 900 mg/dia. O aumento do nível de ALT foi tomado como critério do ponto inicial. Assim, no contexto da terapia hepatoprotectora, a atividade da ALT e da AST diminuiu nos doentes. No entanto, nos doentes do grupo 1, a atividade da AST era significativamente inferior aos dados iniciais (154,4 ± 32,4 U/l) após 4 semanas de tratamento (64,3 ± 14,6 U/l), antes de 12 semanas - significativamente inferior aos dados incluídos no estudo, aos resultados após 4 semanas, bem como aos indicadores do grupo 2 (56,2 ± 6,3 U/l). Em contraste com a taxa de regressão da atividade AST, a taxa de diminuição da atividade ALT foi menos acentuada. No entanto, a atividade ALT nos doentes do grupo I após 1 mês de terapêutica (70,7 ± 16,2 U/l) era significativamente inferior à do início da terapêutica (119,1 ± 20,4 U/l) antes do tratamento (27,1 ± 4,3 U/l). significativamente inferior aos dados iniciais, com os resultados após 1 mês e os indicadores nos doentes que não receberam UDCA na dose de 20 mg/kg (68,3 ± 15,6 U/l).

De acordo com os resultados da investigação efectuada, os dados mostram que o aumento da dose de UDCA leva a uma dinâmica positiva da síndrome de citólise, à melhoria dos índices de AST e ALT. No contexto da terapia efectuada, observou-se também um aumento do número de plaquetas. Os doentes que receberam uma dose aumentada de UDCA adaptaram-se a uma dose mais elevada do medicamento, uma vez que receberam previamente uma dose padrão de UDCA. No decurso normal da HVC, os doentes com níveis normais de aminotransferases tendem a apresentar o menor desenvolvimento de fibrose e um menor risco de desenvolvimento de CHC.

Do que precede conclui-se que, no decurso do tratamento, os índices que caracterizam a intensidade dos processos inflamatórios diminuíram em todos os doentes. No entanto, foram observadas diferenças fiáveis na dinâmica de regressão apenas nos doentes do grupo 1 que receberam UDCA na dose de 20 mg/kg. A dinâmica positiva alcançada manteve-se durante 12 semanas de terapia. Os resultados da avaliação da dinâmica dos níveis lipídicos nos doentes são apresentados na Tabela 5.3.

Dinâmica dos níveis de lípidos em doentes com terapêutica de base

Indicadores	Antes do tratamento		Após 4 semanas		Após 12 semanas	
	Grupo principal n=96	Grupo de comparação n=41	Grupo principal n=96	Grupo de comparação n=41	Grupo principal n=96	Grupo de comparação n=41
Colesterol total mmol/l	7,3±1,7	7,1±1,9	6,8±1,8	7,O±2,1	5,4±0,8	7,6±1,1
TG_1 mmol/l	3,6±0,6	3,4±0,7	3,2±0,4	3,3±O,5	2,0±0,4	3,5±O,8
HDL, mmol/l	0,81 ±0,11	O,85±O, 14	0,88±0,09	O,83±O,I2	1,1±0,14	0,80±0,14
LDL, mmol/l	4,8±0,8	4,7±0,9	4,5±0,7	4,7±0,8	3,4±0,6	5,2±,0,9
$VLDL_1$ mmol/l	1,7±0,3	1,6±0,4	1,5±0,4	1,5±0,5	0,9±0,3	1,6±0,5

Nota:

* - as diferenças em relação aos dados do grupo de comparação e do principal em relação ao pre-tratamento são significativas (' - <0,05; ** - P<0,01, " - P<0,001); diferenças entre grupos ao mesmo tempo - <0,05;- <0,01; - <0,001;

Os dados da Tabela 5.3 mostram que, no contexto do tratamento, o conteúdo de colesterol total, TG e LDL diminuiu gradualmente no grupo 1, nos pacientes que receberam UDCA numa dose de 20 mg/kg, o curso da terapia até ao fim, pelo contrário, aumentou ligeiramente. Os doentes do grupo 1 (5,4 ± 0,8 mmol/l) apresentavam um colesterol total significativamente mais baixo do que os do grupo 2 (7,6 ± 1,1 mmol/l) após 12 semanas de tratamento. Após 12 meses de tratamento (2,1 ± 0,4 mmol/l) o teor de triglicéridos era inferior aos dados de base (3,5 ± 0,6 mmol/l), após 4 semanas (3,3 ± 0,4 mmol/l) era significativamente inferior. e 15 mg/kg (3,5 ± 0,8 mmol/l) nos doentes tratados com UDCA. Também após 12 semanas de estudo, o nível das fracções aterogénicas de LDL nos doentes do grupo 1 (3,3 ± 0,6 mmol/l) foi inferior ao do grupo de comparação (5,3 ± 0,9 mmol/l). Nos doentes do grupo 1, o teor de VLDL foi significativamente reduzido desde os valores basais (1,6 ± 0,3 mmol/l) até aos actuais (0,87 ± 0,3 mmol/l).

O nível de colesterol HDL anti-aterogénico aumentou em doentes com doses aumentadas de UDCA e, após 12 semanas de terapia, era de 1,2 ± 0,14 mmol / l, superior aos valores de referência (0,82 ± 0,11 mmol / l), e os resultados foram comparáveis. no grupo de comparação (0,79 ± 0,14 mmol / l).

A administração de UDCA na dose de 20 mg/kg teve um efeito positivo no estado do metabolismo lipídico (coeficiente de aterogenicidade). Assim, o seu nível após 12 semanas de terapia diminuiu para 3,9 ± 1,2, o que foi significativamente diferente dos dados iniciais (8,2 ± 0,8), após 12 semanas (6,8 ± 0,7) e do grupo de comparação (8,4 ± 1,4).

Tendo em conta a hepatoprotecção, a otimização do metabolismo lipídico em doentes que recebem UDCA numa dose de 20 mg/kg pode estar associada a uma diminuição da gravidade das perturbações metabólicas dos factores patogénicos correspondentes e a uma melhoria do estado funcional do fígado.

CONCLUSÃO

Segundo as organizações internacionais, cerca de 2 mil milhões de pessoas estão infectadas com o vírus da hepatite B [21, p. 158; 160, 125, p. 13; 18, p. 19]. A formação de LC é de 8-20%. O risco de desenvolvimento de carcinoma hepatocelular também aumenta de 20 a 200 vezes [38, p. 2; 5, p. 12].

A mortalidade por LC é de cerca de 4% por ano e, entre todas as causas de morte, a LF ocupa o 9º lugar no mundo na fase final e o 6º entre as pessoas saudáveis.

A Organização Mundial de Saúde está a esforçar-se por atingir um nível global de eliminação do vírus da hepatite B (VHB) e do vírus da hepatite C (VHC) até 2030. Até à data, a atual situação epidemiológica desfavorável caracteriza-se por uma tendência constante para o aumento da incidência de hepatite crónica em todo o mundo e na Rússia, bem como nos países da CEI. E.I. Musabaev et al. (2017) acreditam que a mesma situação é observada na nossa região em todos os grupos etários da população, especialmente em pessoas jovens e saudáveis [15, p. 87; 90].

O presente trabalho baseia-se no exame clínico e laboratorial e no tratamento de 197 doentes diagnosticados com hepatite viral crónica que foram pós-admitidos para tratamento hospitalar no Departamento de Hepatologia, NIIEMIZ da República do Uzbequistão, Tashkent, no período de 2018-2020. Este estudo baseia-se nos resultados das nossas próprias observações clínicas, laboratoriais e instrumentais.

Os indivíduos foram divididos em 2 grupos: O grupo 1 era constituído por 137 (57,8%) doentes com hepatite viral crónica, no grupo 2 60 (25,3%) doentes com cirrose hepática no contexto de hepatite viral crónica. O grupo de controlo era constituído por 40 (16,9%) voluntários praticamente saudáveis.

No Grupo 1, a idade dos pacientes deste grupo variou de 20 a 61 anos (média de 41,5 ± 8,8 anos), e no Grupo 2, de 21 a 60 anos (média de 31,5 ± 8,8 anos). A CVH foi mais comum em pacientes com idade entre 31 e 60 anos. No grupo 1, predominaram os homens (63,3%), e no grupo 2, mulheres e homens dividiram-se igualmente

A duração da doença nos doentes do grupo 1 foi, em média, de 5,7±3,2 anos nos homens e de 3,7±3,3 anos nas mulheres. A duração da doença nos doentes do grupo 2 diferiu obviamente dos dados do grupo 2 e foi, em média, de 6,8±1,8 anos nos homens e de 3,8±2,2 anos nas mulheres.

No exame subjetivo e objetivo dos doentes, foi revelado que a maioria dos doentes tem muitas doenças concomitantes para além da patologia principal. A colecistite crónica foi detectada no grupo 1 em 132 (96,4%) doentes, no grupo 2 em 58 (96,7%), o RR foi de 1,76 ($p>0,05$). Diabetes mellitus tipo 2 no grupo 1 em 2 doentes (1,5%), no grupo 2 em 2 doentes (3,3%), RR de 1,44 ($p>0,05$).

Foi observada hipertensão em 2 doentes do grupo 1 (1,5%), não observada no grupo 2. O RR é de 0,96 ($p>0,05$). Cisto hepático no grupo 1 em 2 (1,5%), não observado no grupo 2. DPOC no grupo 1 em 1 (0,7%), não observado no grupo 2, RR igual a 0,94 ($p>0,05$).

O diagnóstico foi efectuado com base na deteção do agente etiológico Anti HCV, HBsAg, AntiHDV e na deteção do ARN do HCV, do ADN do HBV e do ARN do

HDV por PCR. Para o diagnóstico, utilizou-se a classificação da hepatite crónica recomendada pelo Congresso Internacional de Gastroenterologistas em Los Angeles, em 1994, com base na ordem №560 do Ministério da Saúde da República do Uzbequistão, de 30 de outubro de 2000.

O exame dos doentes começa com a admissão no serviço de receção. Realizam-se exames, anamnese, avaliação da gravidade do estado e análises laboratoriais, análises sanguíneas gerais e bioquímicas, determinação do grupo sanguíneo e do fator Rh, ecografia, ECG, consultas de especialistas aliados por indicação.

Para obter uma imagem mais completa e pormenorizada do estado do doente, para além de uma anamnese minuciosa e de estudos objectivos, independentemente da idade e dos sinais clínicos da doença, o doente foi examinado através de métodos de diagnóstico clínicos gerais, laboratoriais e instrumentais.

Os exames laboratoriais incluíram testes clínicos gerais normalizados. Hemograma, incluindo contagem de hemoglobina, propriedades quantitativas dos eritrócitos, leucócitos, plaquetas, fórmula leucocitária. A taxa de sedimentação de eritrócitos foi determinada pelo micrométodo unificado de Panchenkov.

I.A. Bulatova et al. (2017), no seu artigo, consideram os marcadores laboratoriais de danos no fígado no CHC. Os autores do estudo avaliam a possibilidade de utilizar os resultados de estudos combinados de testes bioquímicos, ácido hialurónico (HA), alfa-fetoproteína (AFP), dialdeído malónico (MDA), catalase, citocinas e leptinas para determinar a gravidade da lesão hepática (fases de fibrose e cirrose) do fígado em doentes com hepatite C crónica (CHC) [15, p. 87]. Além disso, existem agora provas crescentes de que os métodos não invasivos de diagnóstico da fibrose, como os marcadores de substituição, são susceptíveis de se tornarem tão importantes como a biópsia hepática para a decisão inicial de tratamento, bem como para a gestão subsequente dos doentes crónicos com HBV.

A nível mundial, a imunização infantil de rotina contra o VHB aumentou, com uma cobertura estimada de 84% em 2017. Apesar disso, são necessários esforços em muitos países para globalizar esta cobertura e assegurar programas nacionais para uma imunização consistente dos grupos de risco.

De acordo com os estudos de SK. Shin et al (2019), a eficácia da vacinação é melhorada pela terapia combinada [293, p. 264]. Estudos de cientistas B. Todorovska et al (2019) nos permitem falar sobre as caraterísticas específicas do curso da hepatite C em pacientes com excesso de peso corporal [304, p. 164].

No decorrer do estudo, foi realizada uma avaliação comparativa das principais queixas, que se mostraram bastante variáveis. No grupo 1, 41 (29,9%) e 5 (8,3%) pacientes queixaram-se de dor na região subcostal ($p<0,001$ e $RR=0,71$).

No grupo 2, mais 82,7% dos doentes queixaram-se de diminuição do apetite do que no grupo 1. O meteorismo foi observado em 13,3% dos casos apenas nos doentes com cirrose e, no grupo de doentes com HVC, os sintomas de astenia foram dominantes (68 (49,6%) e 28 (46,7%) $P>0,05$ e $RR=2,07$). Sintomas como hemorragia, sensação de peso na zona subcostal esquerda e perda de peso são típicos de doentes com cirrose

hepática. A presença das queixas acima mencionadas é provavelmente causada por manifestações de hepatomegalia, disfunções biliares, perturbações da microbiocenose intestinal e síndroma hepatoprivial.
No exame objetivo dos doentes, o espessamento do fígado foi detectado mais frequentemente em doentes com HVC - 43,8% dos casos, iterícia - 19% (RR. Ao mesmo tempo, nos doentes com LC do grupo 2, os sinais mais frequentes são as telangiectasias estreladas - em 41,7% dos casos, o espessamento do fígado - 26,75%, o eritema palmar - 13,3%, a esplenomegalia - 10% e a ascite - 8,3%.
Uma caraterística da síndrome colestática é uma maior frequência de sub-vectores esclerais e cutâneos nos doentes com HVC do que nos doentes do grupo 2, o que pode estar associado a casos de colestase intra-hepática. Os dados do exame objetivo mostraram que o eritema palmar era significativamente mais grave nos doentes com LC do que no grupo 1, como estigma de lesão hepática. A esplenomegalia e a ascite eram sinais indicativos de hipertensão portal.
Calculámos o risco relativo de infeção hepática
para cada indicador da condição dos pacientes estudados. Uma situação em que o risco relativo é maior (RR>1) indica que o risco de desenvolvimento com o fator estudado é maior do que na sua ausência. Quando o risco relativo é igual a um (RR=1), não existe associação entre o fator e a doença.
A análise dos dados da anamnese epidemiológica mostrou que a causa da infeção é a via de transmissão: 5 (3,6%) pacientes foram detectados no grupo 1 devido a intervenções cirúrgicas e 2 (3,3%) no grupo 2 (P>0,05, RR=1,12). O risco máximo foi observado durante as manipulações dentárias no grupo 1 havia 10 (7,3%) pacientes, no grupo 2 10 (16,7%) (P>0,05, RR=2,89), e também durante as intervenções ginecológicas no grupo 1 4 (2,9%) pacientes, no grupo 2 9 (15%) (P>0,05, RR=2,11). A fonte de infeção não foi determinada em 111 doentes (81%) no grupo 1, no grupo 2 em 36 (60%) (P>0,05, RR=1,61), sendo a maioria destes doentes portadores de VHC.
A elastometria por ultra-sons (USE) foi utilizada para avaliar os processos de fibrose. O aparelho Fi- broscan 502 (Echosens, França) foi utilizado como método de referência. Os resultados da amostragem em função do estádio de fibrose foram os seguintes. No primeiro grupo, o número máximo de doentes foi observado no estádio de fibrose F0 (3,5-6,0), o número foi 58, no segundo grupo com estes parâmetros não houve doentes. No segundo grupo, o número máximo de doentes foi de 30 no estádio de fibrose F3 (9-20).
R.-G. Mihăilă et al. (2019) acreditam que a gravidade da fibrose hepática hoje pode ser avaliada de forma não invasiva medindo a rigidez do fígado. Elas- tografia transitória vibracional, elastografia de ondas de cisalhamento ou elastografia de ressonância magnética são cada vez mais utilizadas para esse fim. Este artigo apresenta os recentes avanços na utilização de novos métodos para avaliar a fibrose hepática na hepatite C crónica, mostrando a correlação entre a rigidez hepática e a fibrose [254, p. 85]. Foram também apresentados dados sobre a monitorização dos resultados do tratamento, a avaliação da gravidade da hipertensão portal e a presença de varizes esofágicas. De

acordo com uma pesquisa de artigos científicos de janeiro de 2017 a janeiro-janeiro de 2018 nas bases de dados PubMed e PubMed Central, as pontuações de rigidez superiores a 17 kPa podem ser um preditor independente da presença de varizes esofágicas, bem como de varizes esplénicas com uma extensão longitudinal ≥15 cm. A redução progressiva e persistente da rigidez hepática depende da obtenção de uma resposta virológica sustentada. A falta de redução da rigidez hepática foi associada a recaídas na linha de base. Os autores concluem que a rigidez hepática fornece uma chave para compreender a gravidade e a evolução da doença hepática.

De acordo com os dados da USE, a densidade hepática nos homens (n = 84) foi de 7,8 kPa e muito mais elevada do que nas mulheres (n = 53) - 6,75 kPa (p = 0,03) (Fig. 7). Ou seja, foram observados sinais mais graves de LF no grupo CVH nos homens, e esta correlação também esteve presente no grupo 2.

A sintomatologia clínica geralmente aumenta com o aumento da fibrose, mas varia muito.

Enquanto as queixas subjectivas e os sinais clínicos de atividade da doença predominaram na fibrose ligeira, alguns doentes apresentavam hipertensão portal com LC nos seus achados de HVC. Entre os sintomas clínicos, a síndrome asthenic foi a mais frequente.

Na análise comparativa das manifestações subjectivas da HVC verificou-se que o maior número de queixas, nas diferentes fases da doença, foi apresentado pelos doentes com cirrose hepática compensada (F4), que apresentavam significativamente mais queixas de fraqueza geral (15 (71,4)) (P<0,001), diminuição do apetite (10 (47,6 %)) (P<0,001), sensação de peso na região subcostal direita (19 (90,5%)) (P<0,001). No entanto, a presença de síndrome hemorrágica foi observada apenas neste grupo (4 (19,0%) (P<0,05). Comparativamente à análise dos parâmetros ecográficos, bem como aos dados clínicos e laboratoriais apresentados neste estudo, verificou-se um aumento das manifestações de HVC: aumento do processo infecioso crónico (Tabela 3.7), a hepatomegalia representou 40% dos doentes e a cirrose hepática 66,7%.

A esplenomegalia também foi registada na maioria dos doentes com HVC. O aumento da ecogenicidade do parênquima hepático foi caraterístico dos doentes com cirrose e, provavelmente, demonstrou um aumento significativo da degeneração gordurosa com o desenvolvimento de HVC.

O diâmetro da veia porta estava significativamente aumentado consoante o estádio cirrótico da doença.

A fibroesofagogastroduodenoscopia (FEGDS) avaliou o estado da mucosa do esófago, do estômago e do duodeno, a presença de varizes gástricas esofágicas e cardíacas. Ao comparar os dados em grupos de doentes com HVC em diferentes fases da doença, foram observadas gastrite antral superficial e gastroduodenite. Sinais de lesão duodenal e refluxo catarral também foram consequentes.

As varizes esofágicas de grau I-II foram significativamente observadas apenas na cirrose hepática (P<0,001). Nos doentes com HVC, a frequência de esofagite de refluxo catarral de alta frequência aumentou significativamente com a progressão da doença (P<0,001). As varizes esofágicas de grau I a II foram detectadas apenas em doentes com fibrose F4. 2 De acordo com os testes laboratoriais clínicos e bioquímicos em pacientes com HVC, as transaminases ALT e AST estavam significativamente aumentadas em comparação com o grupo quase saudável, indicando a presença de síndrome citolítica. Dos examinados, 41 (30%) não apresentavam hiperémia. O nível médio de ALT nos doentes com HVC foi 3,2 vezes superior ao do grupo de controlo e foi de 57,3 ± 20,8 U/L (P<0,001). A concentração de AST foi quase 2 vezes maior do que no grupo saudável e foi de 34,7 ± 1,7 U/L (P <0,001). O teor médio de bilirrubina total manteve-se praticamente inalterado, μmol/L. Em 59 (43%) pacientes, um aumento significativo no teste do timol (P <0,01) indica disproteinemia devido a um aumento nas proteínas brutas - globulinas e síndrome mesenquimal. Confirma a inflamação. A diminuição da contagem de plaquetas foi observada em 19 (14%) pacientes com HVC (P<0,01), enquanto que nos pacientes com fibrose grave (F3), os níveis das enzimas citolíticas ALT (P<0,001) e AST estavam significativamente elevados. Os valores de ALT (P <0,001), bilirrubina total (P <0,01) e fosfato alcalino estavam aumentados (P <0,001). Quase todos os testes bioquímicos estavam significativamente alterados em doentes com DRC. A hiperbilirrubinemia devido à bilirrubina conjugada e o aumento da atividade da fosfatase alcalina confirmaram a síndrome de colestase. Nos doentes com DRC, a diminuição das proteínas totais, da albumina e o aumento do ensaio do timol indicam uma diminuição da função de síntese proteica do fígado, confirmando a disproteinemia e a síndrome inflamatória ezenquimatosa não foi significativamente diferente da síndrome de colestase.

No grupo de controlo (p = 0,86), mas em 12% dos indivíduos o IMC era ligeiramente superior ao normal. Nos doentes com HVC, os parâmetros metabólicos encontravam-se, na sua maioria, dentro dos valores de referência.

No entanto, foi observado um aumento estatisticamente significativo dos triglicéridos em relação ao grupo de controlo em 20% dos doentes (P<0,001). Uma tendência semelhante foi observada na análise do conteúdo de VLDL, cujo nível foi significativamente mais elevado em 36% das pessoas do que no grupo de controlo (P < 0,05). Assim, num terço dos doentes com HVC de gravidade média foi revelada uma violação dos parâmetros do espetro lipídico no sangue sob a forma de TG e VLDL aumentados, o que indica a presença de risco aterogénico nesta categoria de pessoas. A concentração de glicose foi significativamente reduzida em comparação com o grupo de controlo (P < 0,001).

As perturbações do espetro lipídico no contexto da CVH foram reveladas pela profundidade das alterações nos componentes patogénicos e fisiopatológicos e tiveram um impacto significativo na reserva das capacidades compensatórias-adaptativas do organismo.

As alterações mais óbvias no metabolismo lipídico foram observadas em doentes com HVC. O aumento do colesterol resultou na excreção de uma grande quantidade de colesterol, que é uma parte do LDL-CS, com a bílis. A diminuição do nível de CS-HDL nos doentes resultou numa diminuição da quantidade de colesterol no fígado e

prejudicou a sua produção, o que aumentou a quantidade de colesterol na célula.
A determinação do conteúdo dos principais marcadores bioquímicos, em particular do perfil lipídico, em doentes com HVC permitiu utilizar estes parâmetros para avaliar a evolução da doença e planear a terapêutica.
Assim, na totalidade das alterações reveladas, a CVH pode ser reconhecida não só como uma doença viral, mas também como uma doença metabólica do fígado. O tratamento de doentes com CVH deve ser complexo nas seguintes direcções: restabelecimento da função metabólica perturbada do fígado (síntese e transporte da bílis), normalização da circulação entero-hepática de ácidos biliares, eliminação de doenças disfuncionais do trato biliar, normalização da atividade reticuloendotelial do fígado, eliminação de disfunções endoteliais.
Assim, o desenvolvimento de fibrose na HVC leva a um aumento da gravidade das doenças metabólicas.
A análise das interdependências revelou muitas correlações fiáveis de parâmetros metabólicos com parâmetros bioquímicos e densidade hepática de acordo com a UGE. Em particular, o IMC correlacionou-se com a idade, a ALT, a ALP, o fosfato alcalino e a densidade hepática. Os triglicéridos apresentaram uma correlação direta com a idade, o colesterol, o LDL e vice-versa com o HDL, o que, por sua vez, conduziu à citólise e à colestase.
Assim, a violação dos testes metabólicos, principalmente sob a forma de aumento do nível de triglicéridos, foi observada em 30% dos doentes. Na DRC, as perturbações metabólicas manifestam-se sob a forma de hipoglicemia, hipocolesterolemia, hipertrigliceridemia, que está associada a uma diminuição da função sintética do fígado.
Tendo em conta que as alterações que ocorrem no sistema pró- e antioxidante das membranas eritrocitárias, que naturalmente implicam alterações em todo o organismo, foi efectuada uma análise de correlação entre a síndrome metabólica e os indicadores do metabolismo lipídico. Os dados demonstram a presença de uma relação direta e de feedback, na sua maioria de força média. Quase todos os dados apresentam um elevado grau de fiabilidade ($p<0,01$-$0,001$).
Mas é impossível abordar a interpretação destas relações de forma inequívoca, é necessário tê-la em conta em conjunto com outros indicadores. Na última década, surgiram muitos estudos sobre o papel das pequenas moléculas de RNA não codificantes (microRNAs). Os microRNAs são os principais reguladores da resposta imunitária, influenciando os processos de maturação, proliferação, diferenciação e ativação das células do sistema imunitário, a produção de anticorpos e a libertação de mediadores inflamatórios. A perturbação desta regulação pode levar à formação de várias condições patológicas. É dada especial atenção ao papel dos miRNAs na transição da doença hepática difusa crónica, desde a fase de hepatite viral crónica até à fibrose grave.
O estudo do miRNA é de grande importância prática, não só para uma compreensão completa dos mecanismos de regulação intracelular, mas também como biomarcador

não invasivo para o diagnóstico precoce da fibrose hepática. Foram apresentadas as potenciais abordagens actuais para o diagnóstico da fibrose hepática. O microRNA-122 é um indicador de comprometimento da função hepática e um novo parâmetro independente de prognóstico de pacientes com CVC. De acordo com os dados da literatura, o funcionamento do microRNA-122 é prejudicado durante o desenvolvimento de doenças hepáticas, em particular a hepatite aguda e crónica, bem como as suas complicações, como a cirrose e o CHC. Consequentemente, de acordo com as ideias actuais, as alterações no nível de expressão do miRNA-122 podem ser um sinal prognóstico de outra condição patológica do fígado.

Para estudar o papel do miRNA-122 no estudo, foram selecionados 32 pacientes do número total de pacientes examinados: 17 (53,1%) com diagnóstico de hepatite viral crónica constituíam o 1º subgrupo e 15 (46,9%) com diagnóstico de cirrose compensada constituíam o 2º subgrupo, de entre os doentes internados para tratamento hospitalar no serviço de hepatologia da RSSPMC de epidemiologia, microbiologia, doenças infecciosas e parasitárias.

Os estudos genéticos foram efectuados no Laboratório de Medicina Molecular e Tecnologias Celulares do Centro Republicano Científico e Prático de Hematologia da República do Uzbequistão (Chefe - Doutor em Ciências Médicas, Professor Karimov H.Y.).

Foram selecionados 10 voluntários saudáveis para o grupo de controlo. Havia 17 pacientes com idades entre 30 e 58 anos (idade média de 41,5 ± 6,8 anos) no grupo 1 e 15 pacientes com idades entre 31 e 60 anos (idade média de 31,5 ± 6,8 anos) no grupo 2.

O intervalo de variação do nível de expressão do microRNA-122 foi o seguinte: a separação foi de quatro níveis a partir dos valores mínimos de 0,001 - 0,14; 0,15 -1,05; 1,05 - 12,88 e >12,89.

No decurso do estudo, foi analisada a dependência da expressão do microRNA 122 em relação ao sexo e à idade. Foi calculado o coeficiente de correlação entre o nível de expressão do microRNA-122 e a duração do processo patológico (r=-0,36). A duração da doença nos doentes do grupo 1 foi, em média, de 5,7±3,2 anos nos homens e de 3,7±3,3 anos nas mulheres. A duração da doença nos doentes do grupo 2 foi obviamente diferente, sendo em média de 6,8±1,8 anos nos homens e de 3,8±2,2 anos nas mulheres. Foram identificados 4 intervalos de diagnósticos: baixo 0,001 - 0,14, médio 0,15 -1,05, alto 1,05 - 12,88 e mais alto >12,89. A análise do nível de expressão do miR-122 mostrou que os doentes com níveis séricos baixos de miR-122 tinham a duração mais longa da doença.

A diferença na incidência de doentes em 1 e 2 subgrupos de doentes no intervalo miR-122 0,001-0,14 foi de 5,9% versus 26,7%, respetivamente. As probabilidades calculadas de deteção e risco de complicações neste intervalo foram de 4,5 (IC 95% 0,57 a 36,22) e 5,8 (IC 95% 0,57 a 59,31), respetivamente. No entanto, apesar do OR=5,8 e do RR=4,5 elevados, essa diferença foi estatisticamente insignificante ($\chi 2$=1,3, P>0,3). No intervalo de 0,15-1,05, a incidência da ocorrência de miR-122 em doentes dos subgrupos 1 e 2 de doentes foi de 11,8% versus 66,7%, respetivamente.7%, respetivamente, As probabilidades calculadas de deteção e o risco de complicações neste intervalo são 5,7 (IC 95% 1,4621,86) e 15 (IC 95% 2,4-93,0), respetivamente, OR elevado=15 e RR=5,7, a diferença foi estatisticamente significativa ($\chi 2$=8,0, P<0,001), Neste intervalo, o risco de formação de cirrose aumenta e podemos vê-lo claramente.

A diferença na frequência de pacientes em 1 e 2 subgrupos de pacientes no intervalo de 1,05-12,88 foi de 52,9% versus 6,7%, respetivamente. As probabilidades calculadas de deteção e o risco de complicações neste intervalo são 7,9 (IC 95% 1,13- 55,58) e 15,7 (IC 95% 1,67- 148,1), respetivamente. No entanto, apesar do elevado OR=15,7 e RR=7,9, a diferença foi estatisticamente significativa ($\chi 2$=5,9, P<0,01). No terceiro intervalo, o RR aumentou quase 8 vezes, o risco de deteção, ou seja, o OR aumentou 15,7 vezes. Nesse caso, foi encontrada uma associação significativa entre o nível de expressão do microRNA-122 e a fibrose no estágio 4 de acordo com a USE.

A diferença na incidência de doentes nos grupos 1 e 2 no intervalo miR-122>12,89 foi de 29,4% versus 0%, respetivamente, As probabilidades calculadas de deteção e risco de complicações neste intervalo foram de 4,7 (95% CI 0.614 a 36,03) e 6,2 (IC 95% 0,64 a 60,93), respetivamente. No entanto, apesar do OR=6,2 e do RR=4,7 elevados, esta diferença foi estatisticamente insignificante ($\chi 2$=1,6, P<0,05), uma vez que não havia doentes neste intervalo no grupo 2. Talvez, se o número de pacientes fosse aumentado, as diferenças seriam mais acentuadas.

Participaram no estudo 137 doentes tratados no serviço de epidemiologia, microbiologia, doenças infecciosas e parasitárias da RSSPMC, no departamento de hepatologia. Em todos os doentes foi determinada anamnésticamente a duração da doença, a USE, foram efectuados vários exames clínicos e bioquímicos. Para determinar a taxa de progressão da fibrose, utilizámos o método de Poynard, SRF=F/T (U.f/ano), a razão entre a fibrose (em pontos) e a duração da infeção (em anos).

Este índice é um reflexo quantitativo da taxa de progressão da HVC. Os doentes foram divididos em 2 grupos para uma avaliação mais fiável da taxa de progressão da doença. A SRF foi calculada como um rácio entre o estádio de fibrose (em pontos) e a duração da doença, com base nos resultados da utilização do fígado em todos os doentes com uma determinada duração da doença e gravidade da fibrose (anos), o que permitiu distinguir a taxa de progressão da fibrose na CVH durante um período rápido (até 10 anos) e lento (mais de 10 anos).

A duração da doença variou entre 2 e 18 anos e a média foi de 5,96 ± 3,49 anos. Um estudo comparativo da duração estimada da infeção de acordo com o sexo dos doentes mostrou que a duração média da doença foi de 5,3 ± 2,9 anos nos homens e de 6,5 ± 2,8 anos nas mulheres. A duração da doença no grupo com uma taxa de crescimento lento da FP foi, em média, de 7 anos ou mais, enquanto nos doentes com uma taxa de crescimento rápido da fibrose foi de 3 anos ou mais. O primeiro grupo incluiu 84 (61%) doentes com FUR lenta (<0,19 pontos/ano) e o segundo grupo incluiu 53 (39%) doentes com FUR elevada (>0,19 pontos/ano). Além disso, os pacientes com ES foram condicionalmente divididos em dois grupos de acordo com a FUR. A taxa média de desenvolvimento de fibrose no grupo com progressão lenta da doença foi de 0,02 ± 0,02 pontos/ano, e nos doentes com progressão rápida da doença foi de 0,45 ± 0,34 pontos/ano. A duração média da doença no grupo com progressão lenta do LF foi de 6,65 ± 3,1 anos (de 2 a 18 anos), e nos doentes com progressão rápida da fibrose - 5,1 ± 3,6 anos (de 2 a 10 anos)).

Ao analisar a prevalência dos estádios de fibrose, os doentes com F0 (84%) predominaram no estádio de doença lenta, enquanto os doentes com F1 e F2 representaram 14% e 2%, respetivamente.

Quando a duração aproximada da infeção foi examinada, verificou-se que aumentava significativamente do estádio F3 (7,7 + 4,0 anos) para o F4 (11,3 + 5,9 anos), dependendo da gravidade da fibrose.

De acordo com o estudo, a média da FUR foi de 0,19 ± 0,18 pontos por ano (0 a 2 pontos por ano). É de salientar que a média da FUR em doentes com ES com fibrose primária (F1) foi muito inferior (0,21 ± 0,13 pontos/ano) do que em doentes com estádios mais avançados da doença: F2 - 0,44 ± 0,31 pontos/ano (P<0,01), FZ - 0,53 ± 0,4 pontos/ano (P<0,01), F4 - 0,51 ± 0,03 pontos/ano. Ou seja, a taxa de fibrose aumentou com o avanço do estágio. Nos homens, a FUR foi em média de 0,24 ± 0,22 pontos/ano e foi quase duas vezes maior que nas mulheres, 0,15 ± 0,14 pontos/ano. Ou seja, a taxa de desenvolvimento de fibrose nos homens é mais exacta. Não foram encontradas diferenças significativas na FUR nos doentes do grupo 2 (0,22 ± 0,2 e 0,2 ± 0,19 pontos por ano). No grupo com uma taxa lenta de progressão da fibrose, as mulheres predominaram e representaram cerca de 60%. No grupo com evolução progressiva da fibrose, o número de homens e mulheres era igual. Também quando se analisa a taxa de desenvolvimento da fibrose, a idade do doente é indiferente. No grupo de doentes com desenvolvimento lento da fibrose hepática, as fases iniciais da fibrose hepática foram detectadas com maior frequência. Na fase F0, o número de doentes era de cerca de 90%. Nas fases iniciais da fibrose, era de cerca de 15% e 3%, respetivamente. No grupo com ritmo lento durante o exame dos doentes, a ênfase nos sinais objectivos foi mais frequentemente colocada no aumento do fígado, insignificante no grupo de fibrose não expressa.

Ao examinar os doentes, detectámos a presença de uma síndrome hemorrágica. Além disso, com o agravamento do estado dos doentes, observou-se a transição para um estádio de fibrose mais grave, nomeadamente os estádios 3 e 4. Foi detectada uma hepatomegalia ligeira em 41% a 57% dos doentes nos grupos com diferentes estádios de fibrose. No entanto, o aumento do fígado foi registado em 79,1% dos doentes com o estádio F4. Nos doentes com palpação (24,6%) e esplenomegalia (43,1%), a dor na zona da margem do fígado foi significativamente predominante. De acordo com M.G. Kurlov, o tamanho da primeira vertical do fígado em todos os doentes variou de 10 a 16 cm e teve uma média de 12,8 ± 1,34 cm, com diferenças estatisticamente significativas deste indicador nos grupos estudados. não foram observadas diferenças estatisticamente significativas, o exame objetivo revelou um aumento estatisticamente

significativo da FUR, especialmente com o aumento do IMC a partir de indicadores antropométricos. Assim, o IMC nos doentes com CHC e FUR foi inferior a 0,1 b/g e 25,7 ± 0,8 kg/m2, e nos doentes com taxa de fibrose máxima superior a 0,5 b/g. o IMC médio foi de 28,7 ± 0,6 kg/m2.
Nos doentes com uma evolução rapidamente progressiva (grupo 2), o valor médio da hemoglobina foi de 154,5 ± 2,31 g/l, e o valor médio da hemoglobina nos doentes de evolução lenta foi de 163 ± 2,44 g/l.
Ao analisar a taxa de morbilidade, determinou-se que, quando a taxa de desenvolvimento de fibrose hepática aumenta, a causa principal é a idade em que o doente foi infetado; neste caso, a progressão está associada à idade avançada; além disso, a atividade das enzimas citolíticas desempenha um papel importante. Com a progressão da fibrose, a duração do desenvolvimento aumenta e mais de metade dos doentes sofre de complicações da hepatite viral. No grupo com uma taxa de progressão rápida, o valor médio da hemoglobina era de 154,5±2,31 g/l, e nos doentes com FUR verificou-se um aumento significativo da atividade da ALT e da AST.
Correlação entre a SRF e a atividade das transaminases hepáticas AST, ALT nos doentes. Quando a função de formação de proteínas estava comprometida, observou-se no estudo que os níveis de proteína e albumina não se alteraram, embora houvesse distúrbios na forma de disproteinemia, aumento dos índices de globulina. Assim, os padrões revelados no estudo mostraram que com o crescimento da HVC a função sintética do fígado diminui, os processos citolíticos aumentam, o envolvimento de outros órgãos da zona hepatobiliar no processo patológico, bem como alterações nos parâmetros que afectam indiretamente os distúrbios metabólicos metabolismo dos hidratos de carbono e dos lípidos. opiáceos (IMC). A análise dos casos de patologia concomitante em doentes com diferentes tipos de HC e FUR revelou um predomínio estatisticamente significativo de qualquer doença articular nos doentes com fibrose de evolução rápida (53,8% e 79,1% respetivamente).
Além disso, resumindo o trabalho realizado neste capítulo, é importante salientar a relação entre a síntese proteica no fígado, a redução das funções hemostáticas e o envolvimento de outros órgãos e sistemas e o desenvolvimento de fibrose do corpo do doente no processo patológico.
De acordo com os resultados dos exames clínicos, laboratoriais e instrumentais obtidos neste estudo, verificou-se que o IMC varia consoante a fase da doença. Se a dinâmica da doença se agravar, há uma alteração na contagem de plaquetas e, em seguida, o processo de citólise é ativado. Na maioria dos casos, os doentes apresentavam patologia do trato gastrointestinal, o que foi confirmado pelos dados do exame de ultra-sons, em que se observou hepatoesplenomegalia (30-60%), independentemente da fase do processo patológico, bem como alterações difusas no pâncreas. (20-33%).
Com a progressão das alterações fibróticas, foram detectadas mais frequentemente perturbações dos órgãos, ou seja, o estado funcional-metabólico do fígado alterou-se, além disso, o processo envolveu lentamente os órgãos vizinhos (trato gastrointestinal, sistema cardiovascular). A atividade das transaminases (ALT, AST) aumentou

significativamente com o aumento do SRF. No grupo de doentes com níveis elevados de SRF, esperava-se que fosse registado um nível significativamente elevado de densidade hepática, de acordo com os resultados da ecografia.
A infeção crónica pelo vírus da hepatite C é uma causa mais frequente de cirrose e carcinoma hepatocelular. As estatinas, que inibem a replicação do VHC in vitro, aumentam o efeito antivírico dos medicamentos antivíricos já conhecidos e reduzem a sua resistência.
Os microRNAs participam em todas as funções do organismo, desde o estado embrionário até ao desenvolvimento de várias doenças. São os líderes dos processos vitais: desde a formação de órgãos e sistemas até ao desenvolvimento de patologias como o cancro e o VIH. MicroRNAs específicos de doenças, expressão específica de microRNAs em algumas doenças.
Estudos recentes demonstraram que o microRNA-122 tem a sua própria especificidade. A quantidade máxima é expressa no tecido hepático e, consequentemente, as funções estão relacionadas com o seu nível. Se existirem perturbações no fígado associadas a condições patológicas, tais como hepatite viral, LC, formações no fígado, respetivamente, o nível de expressão altera-se. Com base em numerosos estudos efectuados até à data, pode ser um marcador da gravidade do estado patológico do fígado. Sabe-se que regulam e participam na diferenciação de todas as células. A diminuição do nível de expressão faz progredir a fibrose hepática. No intervalo 1-2, o nível de expressão do microRNA-122 é de 0,14±0,04, caso em que os resultados são considerados insignificantes.
No grupo com LC, o número de doentes era de 4, todos do sexo masculino, com idades compreendidas entre os 50 e os 57 anos e uma duração da doença superior a 5 anos. A categoria de doentes incluídos neste intervalo de nível de expressão da microna-122 apresentava níveis elevados de ALT (80, 1±7,1), AST (71,2±5,8), fosfatase alcalina (61,3±1,3), albumina (40,4±0,08), contagem de trombócitos (113±4,97), Não se registou qualquer alteração no nível de bilirrubina, A fibroelastometria nesta categoria de doentes era F4 (20,0-24,0).
No intervalo 2 do nível de expressão do microRNA-122 é 0,15 -1.05, com estes parâmetros no grupo com HVC o número de doentes é 2, no grupo com LC o número de doentes é 10, a categoria de doentes, com este parâmetro no intervalo do nível de microRNA-122, tinha níveis aumentados de ALT (80,1±7,1), AST (71,2±5,8), fosfatase alcalina (71,2±5,8), albumina (32,4±0,08), contagem de plaquetas (113±4,97), não foi encontrada qualquer alteração no nível de bilirrubina.
A categoria de doentes com este intervalo de nível de miRNA-122 apresentava níveis aumentados de ALT (80,1±7,1), AST (71,2±5,8), fosfatase alcalina (71,2±5,8), albumina (32,4±0,08), contagem de plaquetas (113±4,97), a fibroelastometria nesta categoria de doentes era F2. Assim, o nível de miR-122 em pode ser um parâmetro prognóstico útil em pacientes com cirrose, na avaliação do risco de complicações, particularmente CHC. Para além disso, encontrámos uma correlação média positiva entre os níveis séricos de miR-122 e a albumina (r = 0,56), proteínas totais ou

bilirrubina (r = 0,42). Uma explicação para este facto pode ser o facto de os níveis de proteína sérica estarem alterados em doentes com disfunção hepática grave. Além disso, os níveis de bilirrubina também variam consoante o nível de colestase.
O tratamento de doentes com hepatite viral crónica é uma secção complexa da infectologia, que prevê, em primeiro lugar, a necessidade de uma abordagem individual, o desenvolvimento de tácticas e métodos de tratamento dos doentes. É de salientar que a terapia racional inclui o impacto em determinados aspectos da patologia da infeção, ou seja, a causa, o estado do organismo e a fisiopatologia. Estas regras devem ser cumpridas pelo complexo de medidas de tratamento. Outra regra é uma abordagem individual da terapia, em diferentes doentes em diferentes fases da doença. O terceiro princípio é a prescrição do tratamento ao doente o mais cedo possível, o que determina o grau e o momento da recuperação.
- Objectivos da terapia antiviral para a hepatite viral crónica:
- - Eliminar ou parar a replicação viral.
- - Reduzir ou diminuir a atividade inflamatória.
- - Prevenção do desenvolvimento de hepatite crónica com desenvolvimento de cirrose e cancro primário do fígado.
- Ultrapassar os efeitos secundários da terapia antiviral - parar a citólise, parar a colestase, impedir o desenvolvimento de fibrose - é o principal objetivo do tratamento complexo após uma terapia antiviral bem sucedida.
- Para uma avaliação adequada do tratamento, 137 doentes com HVC foram divididos em 2 grupos, de acordo com as tácticas de tratamento: o grupo de comparação, constituído por 41 (29,9%) tratados de acordo com o método padrão, e o grupo principal - 96 (70,1%) utilizando uma terapia complexa.
- Os principais componentes da terapia básica são a dieta, o regime, o álcool, a eliminação de medicamentos hepatotóxicos, a insolação, a vacinação, as saunas, o tratamento dos riscos profissionais e domésticos, as doenças articulares do aparelho digestivo e de outros órgãos e sistemas.
- Na hepatite viral crónica, a dieta deve ser completa, contendo 100-120 g de proteínas, 80-90 g de gorduras, das quais 50% de origem vegetal, 400-500 g de hidratos de carbono. Ao prescrever uma dieta, devem ser tidos em conta os hábitos individuais do doente, a tolerância alimentar e as doenças articulares do sistema digestivo.
- A dietoterapia racional é uma parte especial da terapia complexa no tratamento da doença hepática. A dietoterapia é prescrita no complexo de terapia geral, como medicamentos, fisioterapia, etc. Em cada caso, a terapia nutricional tem as suas próprias caraterísticas, diz respeito principalmente a doenças do sistema digestivo e também do sistema endócrino. Noutras patologias, a terapia nutricional ajuda a criar a base necessária para o sucesso da terapia medicamentosa e de outras formas de terapia. Com determinadas caraterísticas fisiológicas do organismo, é necessário que a ingestão alimentar diária corresponda às normas do doente. Na prática, ao prescrever uma dieta, é necessário respeitar certas regras: o valor energético dos alimentos,

depois um determinado teor de proteínas, gorduras, hidratos de carbono, oligoelementos, vitaminas. Para além disso, as propriedades físicas dos alimentos também têm as suas próprias regras, como o tamanho da consistência e a temperatura dos alimentos. Para além desta particularidade do processamento, é importante o horário das refeições (número de refeições, hora das refeições, distribuição da ração diária entre as refeições individuais). A dieta racional deve centrar-se no indivíduo. A patogénese da doença, as caraterísticas individuais do organismo com distúrbios metabólicos, todas as alterações que ocorrem no trato gastrointestinal, além da fase da patologia, se existem complicações ou outras comorbilidades, é obrigatório o IMC e a idade, o sexo dos doentes que fazem esta dieta. A terapia dietética deve ser direcionada não só para o órgão ou sistema doente, mas também para o organismo como um todo. A nutrição dietética deve basear-se na fisiologia do organismo do doente. Para este efeito, a terapia nutricional racional deve cumprir determinadas normas:

- - Por conseguinte, os alimentos consumidos devem fornecer ao organismo as quilocalorias necessárias para as despesas corporais;
- - Além disso, a quantidade necessária de nutrientes, tendo em conta as suas necessidades;
- - O estômago deve ser saturado com uma certa quantidade de alimentos para que o doente tenha uma sensação de saciedade;
- - Cada doente deve ficar satisfeito com o sabor dos alimentos ingeridos, pelo que a ementa deve ser variada e tolerada de forma satisfatória pelo doente;
- - Os alimentos consumidos devem ser submetidos às transformações culinárias necessárias, preservando o sabor dos alimentos utilizados.

Sabe-se que o fígado é o principal elo do processo de digestão e participa ativamente na gestão dos processos metabólicos, assegurando o seu normal desenrolar. A hepatite crónica representa cerca de 10% das doenças do aparelho digestivo e é uma causa frequente de elevada mortalidade por incapacidade temporária e permanente em doentes em idade ativa, o que determina a importância socioeconómica desta patologia.

A principal razão para o cumprimento da terapia dietética nos doentes é a ingestão atempada de substâncias úteis necessárias para a recuperação dos hepatócitos devido à infeção. Por conseguinte, os doentes tomam produtos úteis através da terapia nutricional para melhorar a função hepática e, naturalmente, para melhorar os processos metabólicos. As quilocalorias que o doente recebe com os alimentos ingeridos devem ser iguais ao gasto energético do organismo. O menu diário deve ter uma quantidade suficiente de proteínas (95-100g) e hidratos de carbono (300-350g) e gorduras (95-105g). A quantidade máxima de proteínas que o doente deve obter deve provir de animais, que se encontram nos produtos lácteos, na carne, nos produtos de peixe e nos ovos. Uma abordagem global ao tratamento da hepatite crónica inclui não só a toma de medicamentos, mas também o cumprimento de uma dieta especial.

A dieta na hepatite crónica ajuda a reduzir a inflamação, normaliza a função hepática e

melhora o processo de secreção da bílis. Para que o tratamento seja eficaz, é necessário saber o que comer e o que não comer em caso de hepatite. A dieta é pequena, contém muitos produtos que são autorizados a comer.
Independentemente da fase em que a doença é detectada, foram desenvolvidas recomendações gerais para a ingestão de alimentos. A dieta na hepatite crónica em adultos demora muito tempo. É necessário seguir uma dieta especial durante 2 anos. É necessário comer em pequenas porções. A quantidade média de alimentos ingeridos durante o dia não deve exceder os 3 kg. As pessoas com excesso de peso, em particular, precisam de controlar a quantidade de alimentos consumidos. A obesidade afecta negativamente o sistema digestivo e agrava os sintomas da hepatite. Os alimentos permitidos são muito variados e cumprem elevados padrões nutricionais. São facilmente digeridos pelo organismo, aliviando o fígado de um stress desnecessário.
Na preparação das refeições, devem ser tidas em conta as seguintes recomendações: os pratos devem ser cozidos a vapor, fervidos ou cozinhados com água ou caldo de legumes. Só se utilizam claras de ovos cozidos. Na hepatite crónica, consome-se puré de batata. Se houver óleo (manteiga ou óleo vegetal) no prato, ele é adicionado à mesa antes de servir. Legumes e frutas são úteis em qualquer forma. Os produtos permitidos de uma dieta especial são necessários na exacerbação da hepatite crónica e na manifestação de doenças concomitantes. É oferecida ao doente uma dieta que tem em conta a composição óptima de proteínas, gorduras e hidratos de carbono.
A lista de alimentos recomendados inclui: filete picado de carne de vaca, vitela, peru, frango sem pele; peixe magro cozido ou cozido a vapor (lúcio, lúcio-perca); sopas cozinhadas com caldo diluído em água; legumes cozidos; puré de batata e legumes; fruta fresca; cereais cozidos em água (aveia, trigo sarraceno, sêmola); compotas de frutos secos. À medida que as manifestações clínicas da hepatite diminuem, os doentes podem mudar para a dieta número 5. Na hepatite viral crónica, as células do fígado morrem. A sua função é assumida por células saudáveis, que têm de suportar a carga duas vezes. Se seguir a dieta, o trabalho destas células tornar-se-á mais fácil, o corpo receberá as substâncias necessárias.
Apesar de a dieta n.º 5 ter sofrido várias alterações, ou seja, o elevado custo dos alimentos importados (trigo sarraceno, trigo sarraceno, ervilhas russas, mariscos, etc.) levou à sua utilização incompleta na dietoterapia e, no processo de evolução, verificou-se que os alimentos locais, em especial os cereais, são muito melhor digeridos pelos órgãos digestivos. Na hepatite crónica, o metabolismo é perturbado, em particular a função de síntese das proteínas, as vitaminas e os oligoelementos são reduzidos, o metabolismo lipoídico também é perturbado e ocorre infiltração de gordura no fígado. Por isso, os pratos dietéticos devem conter mais proteínas, vitaminas, oligoelementos e substâncias lipotrópicas. Devem também aumentar a resistência imunobiológica do organismo.
As instruções de terapia dietética para os doentes baseiam-se na dieta n.º 5, que foi agora modificada para ter em conta os distúrbios metabólicos e a etnia.

Como parte da terapêutica patogénica, recomenda-se que a terapêutica primária seja obrigatória para todos os doentes, independentemente da gravidade da doença, para restaurar a função hepática afetada e prevenir complicações. Para eliminar a síndrome de envenenamento, recomenda-se que os doentes com ES recebam uma terapia de desintoxicação de acordo com a gravidade da doença. Terapia de desintoxicação: 200-300 ml de solução de glucose a 5-10% com adição de 4 ml de solução de ácido lipóico a 0,5% em 3 infusões. Recomenda-se também a administração de antiespasmódicos a doentes com colestase para aliviar a dor excruciante e a saída de bílis na região subcostal direita. Utilização preferencial de drotaverina - 40-80 mg 1-2 vezes por dia, papaverina 40 mg 2-3 vezes por dia.

A terapia metabólica afecta o metabolismo no fígado, e a prescrição de terapia metabólica aos doentes, independentemente da forma de violência, melhora o metabolismo dos tecidos, estabiliza as membranas celulares. A ademetionina é administrada por via intravenosa numa dose de 800-1600 mg por dia durante as primeiras duas semanas, sendo depois transferida para comprimidos - 2-4 comprimidos por dia durante 3-4 semanas.

Os pontos principais da terapia devem também incluir um curso obrigatório de terapia vitamínica. A necessidade de vitaminas deve ser suprida tanto através de produtos alimentares naturais como através da prescrição adicional de preparações multivitamínicas. Para a administração parentérica também se recomenda uma solução a 5% de ácido ascórbico, complexo de vitamina B, o medicamento é administrado por via intravenosa, numa dose de 1-2 ml/dia durante 5-10 dias, vitamina E (alfa-tocoferol) 400 UI por dia durante um período de 4 semanas de administração oral. Além disso, recomenda-se a todos os pacientes com doenças cardiovasculares que se submetam a uma terapia para normalizar a função do trato gastrointestinal (prevenção da obstipação, luta contra a disfunção) para o esvaziamento diário dos intestinos para eliminar as substâncias tóxicas.

Após a terapia acima mencionada, os doentes do grupo principal foram adicionalmente recomendados para a prescrição de ácido ursodeoxicólico com fins anticolestáticos e hepatoprotectores.

Até à data, o tratamento da hepatite viral crónica para efeitos de terapia hepatoprotectora baseia-se na utilização de medicamentos que afectam a proteção dos hepatócitos. No entanto, até à data, a utilização de terapia antiviral no tratamento de infectados não permite uma cura a cem por cento. Por isso, a aplicação da proteção em larga escala e a eliminação das consequências após a terapia antiviral é de particular importância. As tácticas modernas de utilização do UDCA como hepatoprotector são especialmente comuns em doentes com cirrose biliar e patologias hepáticas crónicas. A dose universalmente utilizada do medicamento é de 15mg/kg de peso. No entanto, esta dosagem é ineficaz nas recomendações destinadas a prevenir a formação de fibrose. O medicamento ácido ursodeoxicólico foi administrado a 20 mg/kg (à noite) por via oral durante 12 semanas.

Após 4 e 12 semanas, foram efectuados exames de ultra-sons do fígado, diagnósticos clínicos e laboratoriais e elastometria por ultra-sons. A terapia tinha como objetivo alterar os principais sintomas que incomodavam os pacientes estudados e alterar os parâmetros clínicos e laboratoriais. Nos doentes do grupo 1, a regressão dos sintomas clínicos foi muito mais rápida do que nos doentes do grupo 2. No entanto, também se observou uma diminuição significativa da frequência da dor e da dor na zona subcostal direita nos doentes dos grupos 1 e 2. No entanto, o aparecimento destes sintomas após 4 semanas de terapia foi significativamente menor no grupo de doentes que receberam UDCA na dose de 20 mg/kg, em contraste com o grupo de controlo: dor na zona do fígado - 18% vs. 4%; sensação de peso na região subcostal direita - 10% e 30%.

O principal sinal da síndrome de dor na região subcostal direita, então, em contraste com a primeira semana de tratamento, deve ser observada uma diminuição significativa na sua frequência após 4 semanas (até 5%) e 8 (até 4%) de tratamento. dados (20%) não foram observados em pacientes deste grupo 2, em pacientes nos quais a dose de tratamento foi aumentada.

A regressão destes sintomas durante o tratamento pode estar relacionada com a correção das anomalias do UDCA na dose de 20 mg/kg e com a normalização da disfunção biliar, que ocorre mais rapidamente com a diminuição da gravidade da hepatomegalia.

A frequência da síndroma colestática nos doentes do grupo 1 também diminuiu no contexto da terapêutica. No entanto, em comparação com os dados iniciais, a incidência de esclerose subicterial diminuiu após 4 semanas nos doentes do 1º grupo e após 8 semanas nos doentes do 2º grupo. Nesta altura, os doentes do grupo 1 (5%) apresentavam uma gravidade dos sintomas significativamente inferior à dos doentes do grupo 2 (23%).

O amargor oral foi significativamente menos grave nos doentes do Grupo 1 após 4 semanas e 12 semanas, em contraste com as leituras iniciais.

Este sintoma foi significativamente menos frequente nos doentes do grupo 1 (4%) do que nos doentes do grupo 2 (20%) após 12 semanas de seguimento.

A fraqueza geral dos doentes do grupo 1 durante a terapêutica foi também menos grave, variando entre 75% e 25% ao fim de 4 semanas e 10% ao fim de 12 semanas, mas foi significativamente inferior à dos doentes que receberam UDCA na dose de 15 mg/kg. Após 4 semanas (62%) e 12 (55%) semanas de tratamento. A diminuição significativa da gravidade da fraqueza geral nos doentes do grupo 1 pode dever-se ao efeito imunomodulador do medicamento.

Também a frequência do eritema palmar nos doentes durante o tratamento diminuiu para 1/3 após 30 dias e para 65% após três meses de terapia. O valor numérico deste sintoma era mais baixo do que nos indivíduos do grupo 2, tanto após 4 semanas como após 12 semanas de terapia.

Ao estudar os resultados das investigações bioquímicas, destacam-se algumas particularidades de grande importância prática na sua dinâmica. Observou-se uma diminuição significativa da bilirrubina em ambos os grupos durante o tratamento dos doentes; apenas se observaram diferenças fiáveis nos doentes do grupo 1. Assim, os níveis de bilirrubina direta em comparação com os dados iniciais (12,8 ± 2, 1 mmol/l) após 4 semanas (4,5 ± 1,4 µmol/l) e 12 (3), 7 ± 0,8 µmol/l) eram baixos após uma semana. . Em 12 semanas de tratamento (12,3 ± 3,6 e 8,6 ± 2,8 mmol / l), os níveis de bilirrubina total e não direta estavam abaixo da linha de base (36,2 ± 9,5 e 23,4 ± 7,6 µmol / l) foi significativamente menor. Quanto à diminuição da atividade da fosfatase alcalina, foram encontradas diferenças significativas em relação à linha de base apenas nos doentes do grupo 1 após 4 semanas e após 12 semanas.

O aumento do nível de ALT foi considerado como o principal critério do ponto de partida. Daqui resulta que a atividade da ALT e da AST nos doentes diminuiu no contexto da terapia hepatoprotectora. No entanto, nos doentes do grupo 1, a atividade da AST era significativamente inferior ao nível inicial (154,4 ± 32,4 U/L) após 4 semanas de tratamento (64,3 ± 14,6 U/L). Até 12 semanas - significativamente menor do que os dados incluídos no estudo, os resultados após 4 semanas, bem como os valores no grupo 2 (56,2 ± 6,3 U / l).

Em contraste com a taxa de regressão da atividade da AST, a taxa de diminuição da atividade da ALT foi menos acentuada. No entanto, a atividade da ALT nos doentes do Grupo I após 1 mês de terapêutica (70,7 ± 16,2 U/L) foi significativamente inferior à do início da terapêutica (119,1 ± 20,4 U/L) no final do tratamento. (Os resultados após 1 mês e os dos doentes que não receberam UDCA na dose de 20 mg/kg (68,3 ± 15,6 U/L) foram significativamente inferiores aos da linha de base.) Com base nos dados do estudo, pode afirmar-se que a dosagem de UDCA no grupo principal na dose aumentada tem um efeito positivo nas síndromes de inflamação hepática ativa, ou seja, na diminuição dos índices de AST e ALT. No contexto da terapia, foi também observado um aumento da contagem de plaquetas. Os doentes que receberam uma dose aumentada de UDCA adaptaram-se a uma dose mais elevada do medicamento, uma vez que receberam previamente uma dose padrão de UDCA. No decurso normal da HVC, os doentes com níveis normais de aminotransferases têm tendência para um menor desenvolvimento de fibrose e um menor risco de desenvolvimento de CHC.

Conclui-se do acima mencionado que a terapia influenciou os critérios do estado patológico, mostrando a atividade da inflamação. Mas as alterações óbvias foram registadas nos doentes do grupo principal, que receberam UDCA na dose de 20mg/kg. A dinâmica positiva alcançada foi mantida durante 12 semanas de terapia.

Durante o tratamento, o conteúdo de colesterol, TG e LDL no grupo 1 diminuiu gradualmente, nos pacientes que receberam UDCA na dose de 20 mg/kg, no final do curso da terapia, pelo contrário, até mesmo um ligeiro aumento nos indicadores foi observado. Nos doentes do grupo 1 (5,4 ± 0,8 mmol/l), após três meses de tratamento, o teor de colesterol total foi significativamente mais baixo do que no grupo 2 (7,6 ± 1,1 mmol/l). Após três meses de tratamento (2,1 ± 0,4 mmol/l), os níveis de triglicéridos no grupo 1 eram mais elevados do que na linha de base (3,5 ± 0,6 mmol/l), após 1 mês (3,3 ± 0,4 mmol/l) e, consequentemente, nos doentes que receberam UDCA na dose de 15 mg/kg (3,5 ± 0,8 mmol/l). Também após 3 meses de estudo, o nível das fracções LDL nos doentes do grupo principal (3,3 ± 0,6 mmol / l)

era inferior ao do grupo de comparação (5,3 ± 0,9 mmol / l). Nos doentes do grupo principal, o teor de VLDL foi significativamente inferior aos valores iniciais (1,6 ± 0,3 mmol / l) até aos actuais (0,87 ± 0,3 mmol / l).
Nos doentes com doses crescentes de UDCA, o nível de colesterol HDL anti-aterogénico aumentou e, após 12 semanas de terapia, era de 1,2 ± 0,14 mmol/l, superior aos valores iniciais (0,82 ± 0,11 mmol/l), sendo os resultados comparáveis no grupo de comparação (0,79 ± 0,14 mmol/l).
A administração de UDCA na dose de 20 mg / kg teve um efeito positivo nos resultados do estado dos distúrbios lipídicos. Assim, o seu nível após três meses de terapia diminuiu para 3,9 ± 1,2, o que é significativamente diferente dos dados iniciais (8,2 ± 0,8), após três meses (6,8 ± 0,7) e diferente dos valores no grupo de comparação (8,4 ± 1,4).
A terapia complexa, juntamente com a hepatoprotecção, pode consistir na otimização dos parâmetros do metabolismo lipídico em doentes que recebem UDCA na dose de 20 mg/kg, tendo em conta a dieta hipocolesterolémica, a redução da gravidade das doenças metabólicas dos factores patogénicos correspondentes e a melhoria do estado funcional do fígado.
No trabalho dos autores M. Abadía, M.L. Montes, D. Ponce (2019) discute-se o papel dos beta-bloqueadores no VHC. Os autores acreditam que "as diretrizes atuais não abordam o manejo de pacientes com cirrose induzida pelo vírus da hepatite (HCV) e varizes esofágicas que recebem betabloqueadores como prevenção primária ou secundária de sangramento varicoso. Sugeriram que, em alguns destes doentes, a hipertensão portal desce abaixo do limiar de hemorragia após uma resposta virológica duradoura, tornando a retirada definitiva do beta-bloqueador uma opção segura" [158, c. 2665]. Os investigadores propuseram-se avaliar a evolução da hipertensão portal, comorbilidades, avaliação não invasiva e risco de descontinuação do beta-bloqueante nesta população.
A análise dos dados da literatura mostrou que, em geral, de acordo com a experiência dos métodos modernos não invasivos de diagnóstico de fibrose hepática, pode dizer-se que a precisão máxima de diagnóstico das técnicas é alcançada nas fases F3 - F4 da fibrose hepática. A baixa sensibilidade da elastometria (66%) nos estádios F0-F1 da fibrose determina o estádio da fibrose e a necessidade de incluir marcadores altamente sensíveis para determinar o risco de complicações nestes doentes. A elevada especificidade (mais de 80%) dos resultados dos estudos genéticos moleculares nas fases iniciais da fibrose permite a sua utilização em doentes com ES com níveis normais de transaminases, o que sugere a possibilidade de desenvolvimento inverso de LF. Neste sentido, o estudo do nível de expressão do mi- croRNA-122 como marcador prognóstico do risco de desenvolvimento de complicações é um problema urgente da hepatologia moderna.

LISTA DE REFERÊNCIAS

1. Abdurakhmanov D.T. Terapia antiviral e regressão da fibrose hepática na hepatite B crónica // Russian Journal of Gastroenterology, Hepatology, Coloproctology. - 2010. - Vol.20, No.1. - C. 14-20.

2. Abelskaya I.S., Nikitina L.I., Morozov A.V., Gnipel S.V. Novas tecnologias de imagem médica na avaliação do grau de fibrose hepática na hepatite viral // Medical News. - 2020. - №10 (313). - C. 42-47.

3. Azonov D.A., Gulzoda M.K., Ganiev H.A., Babaev D.A., Jalilov G. Propriedades hepatoprotectoras de Bada Ferazon na hepatite tóxica experimental // Universum: medicina e farmacologia. - 2017. - №11(44). - C. 8-13.

4. Almyasheva R.Z., Arkhipova L.V., Ampleyeva N.P. et al. Efeitos secundários da terapia antiviral para a hepatite viral crónica C // Medical Almanac. - 2012. - №3. - C. 28-31.

5. Aftaeva L.N., Melnikov V.L., Kupryushin A.S., Mitrofanova N.N., Kupryushina N.V. Avaliação comparativa da eficácia de diferentes regimes de terapia antiviral para a hepatite C crónica // Fundamental Research. - 2015. - №1-6. - C. 1120-1123;

6. Baizhanova J.J., Ignatova T.M., Nekrasova T.P. Síndrome metabólica e resistência à insulina em doentes com hepatite C crónica // Therapeutic Archive. - 2010. - Vol.82, No.10. - C. 51-56.

7. Balmasova IP, Aristanbekova MS, Malova ES, Sepiashvili RI Mecanismos de interação de agentes patogénicos virais em doentes co-infectados com o vírus da imunodeficiência humana e da hepatite C // Journal of Microbiology, Epidemiology and Immunobiology. - 2016. - №5. - C. 101-109.

Baranov A.V. Factores epidemiológicos Aspectos imunológicos da doença clinicamente

8. patogénese da hepatite C crónica: Tese do autor. Dr.med.nauk. - M., 2009. - 47 c.

9. Batsunov O.K., Arsentieva N.A., Lyubimova N.E., Esaulenko E.V., Semenov A.V., Totolyan A.A. Conteúdo de algumas citocinas e quimiocinas no sangue de pacientes com hepatite B crónica nas fases iniciais da fibrose hepática // Medical Immunology. - 2020. - T.22, №2. - C. 291-300.

10. Beloborodova EV, Beloborodova E.I., Purlik IL, Kalacheva TP Condição do fígado na hepatite crónica de diferentes etiologias (de acordo com o estudo morfológico das amostras de biópsia hepática) // Perspectivas clínicas da gastroenterologia, hepatologia. - 2014. - №1. - C. 31-36.

11. Belov BS, Lopatkina TN, Nasonov EL Artrite reumatoide e hepatite viral crónica: problemas e procura de soluções // Medical Business. - 2013. - №3. - C. 31-35.

12. Bogomolov P.O., Matsievich M.V., Kokina K.Y. Curso abreviado de terapia antiviral "tripla" com telaprevir: princípios de seleção de doentes // Almanaque de Medicina Clínica. - 2015. - №40. - C. 48-57.

13. Bulatova IA, Shchekotova AP, Krivtsov A. V. Fator de necrose tumoral-alfa, imunocomplexos circulantes e fagocitose na hepatite C crónica // Perm Medical Journal. V. Fator de necrose tumoral alfa, complexos imunes circulantes e fagocitose

na hepatite C crónica // Perm Medical Journal. - 2014. - №2. - C. 28-35.
14. Bulatova IA, Shchekotova AP, Krivtsov AV, Shchekotov VV, Distúrbios metabólicos e polimorfismos dos genes β 2- recetor adrenérgico e apolipoproteínas na hepatite c crónica e doença hepática gorda não alcoólica // Medicina Clínica. - 2015. - T.93, №1. - C. 35-41.
15. Bulatova IA, Shchekotova AP, Nasibullina NI, Paducheva SV, Shchekotov VV. Marcadores laboratoriais de dano hepático na hepatite C crônica // Sovrem. technol. med. - 2017. - №3. - C. 87-90.
16. Bulatova IA, Shchekotova AP, Suzdaltseva KN Superóxido dismutase e glutationa redutase na hepatite C crónica e na doença hepática gorda não alcoólica // Investigação fundamental. - 2014. - №73. - C. 455-459.
17. Bulygin V.G. Espectro lipídico nas células do fígado e linfócitos do sangue em crianças em diferentes fases de cronização da hepatite C // Uspekhi sovremennoi nauchnostroiznaniya. - 2014. - №5. - C. 25-28.
18. Burnevich E.Z., Gusev D.A., Znoiko O.O Eficácia e segurança de narelaprevir/ritonavir em combinação com daclatasvir em terapia antiviral não tratada anteriormente em doentes com hepatite C crónica sem cirrose, infectados com o genótipo 1b do vírus da hepatite C// Clinical Pharmacology and Therapy. - 2018. - T. 27. №4. - C. 35-39.
19. Burnevich E.Z., Tikhonova N.Yu., Shchanytsina S.E. NARLAPREVIR, potenciado com ritonavir, em combinação com INTERFERO-NOM-A peguilado e RIBAVIRIN no tratamento da hepatite C crónica // Farmacologia Clínica e Terapêutica. - 2014. - №5. - C. 34-39.
20. Vinnikova M. A., Usmanova N. N., Nenastieva A. Yu. V. Eficácia e segurança do medicamento "Fosfogliv" na doença hepática alcoólica: resultados preliminares do estudo multicêntrico randomizado, duplo-cego e controlado por placebo "YAGUAR" (PHG-M2 / P03-12) // Perspectivas clínicas de gastroenterologia, hepatologia. - 2015. - №4. - C. 23-28.
21. Voloshina N.B., Voloshina I.O., Kholin S.I. Avanço virológico após terapia com o esquema OMBITASVIR + PARITAPREVIR / RITONAVIR + DASABUVIR em um paciente com hepatite viral genótipo 1B C // Experimental and Clinical Gastroenterology. - 2018. - №7 (155). - C. 158-160.
22. Volynets G.V., Skvortsova T.A., Semikina E.L., Preditores da resposta virológica positiva como base para a escolha da terapia individualizada para a hepatite C crónica em crianças // Experimental and Clinical Gastroenterology. - 2016. - №1 (125). - C. 37-48.
23. Volynets G.V., Skvortsova T.A. Persistent virological response as a basis for the choice of individualised therapy for chronic hepatitis C in children // //.
24. Galeeva N.V., Fazylov V.H., Valeeva I.H. Fundamentação clínica e bioquímica da terapia com ozono para a hepatite viral crónica B e C // Kazan Medical Journal. -2014. - T. 95, №5. - C. 751756.
25. Golovanova E.V., Loginov A.F. Fibrose nas doenças crónicas do fígado.

Possibilidades de terapia antifibrótica: manual educacional. - M., 2013. - 369 c.
26. Gorelova I.S., Sklyar L.F., Markelova E.V., Simakova A.I., Ze-nin I.V. Estado da matriz extracelular na fibrose hepática associada ao HCV // Medical Immunology. - 2017. - T.19. №1. - C. 35-44.
27. Grigorenko E.I. Avaliação dos preditores de resposta virológica persistente e individualização da terapia da hepatite C crónica na fase atual // Crimean Therapeutic Journal. - 2012. - №2 (19). - C. 70-75.
28. Daminov TA, Kamilov AI, Tuichiev LN, Hegay T. R. Aspectos clínicos e epidemiológicos dos genótipos do vírus da hepatite B que ocorrem no Uzbequistão // Voprosy sovremennoi paediatriya. - 2003. - №3. - C. 23-28.
29. Deryabin P.G., Isaeva E.I., Maldov D.G. Ação do medicamento stimforte na infeção causada pelo vírus da hepatite c genótipo 1b //Voprosy virosologii. - 2009. - T.54. №2. - C. 17-20.
30. Dubyansky M.P. Prospective study of liver elasticity as an indicator of fibrosis evolution in HCV-associated liver lesions: Cand. Cand.med.nauk. - Stavropol, 2017. - 24 c.
31. Eliseeva L.N., Budanova T.M., Dolganova T.Y., Bocharnikova M.I. Caraterísticas da deteção da doença hepática gorda não alcoólica na prática clínica // Russian Medical News. - 2009. - Vol. XIV, NO. 1. - C. 31-36.
32. Emelyanov D.N. et al. Lugar do ácido ursodeoxicólico no tratamento da hepatite viral crónica // Boletim de medicamentos. - 2019. - №2. - C. 12-19.
33. Zhabrov S.S., Kovalev Y.A., Pavelkina V.F. et al. Utilização de Cepeginterferão alfa-2b em combinação com narelaprevir, ritonavir e ribavirina em doentes com hepatite C crónica causada pelo vírus do genótipo 1 (experiência da prática clínica real) // Infectious Diseases: News. Opiniões. Learning. - 2018. - №4 (27). - C. 58-62
34. Zhavoronok S.V., Gutmane V.R., Znovets T.V., Terapia antiviral da hepatite viral crónica C // Imunopatologia, Alergologia, Infetologia. - 2017. -№2. - C. 6-14.
35. Zhdanov K.V., Semenov A.V., Karyakin S.S S MADCAM-1 como marcador imunológico no sistema "intestino - fígado" em pacientes com hepatite c crónica e excesso de peso // Journal of Infectology. - 2019. - T.11, №2. - C. 63-70.
36. Zhuravleva M. V. V., Serebrova S. Yu, Kameneva T. R. Avaliação de hepatoprotectores à base de silimarina na farmacoterapia da doença hepática gorda não alcoólica do ponto de vista da medicina baseada em provas // Boletim do Centro Científico de Especialização de Dispositivos Médicos. - 2014. - №2. - C. 26-33.
37. Zaitseva EA, Popova LL, Konstantinov DY, Nedugov GV Novas oportunidades para prever o resultado da terapia antiviral em doentes com hepatite B crónica // Epidemiologia e Doenças Infecciosas. Questões actuais. - 2018. - №3. - C. 47-50.
38. Zaitsev IA, Novak IN, Zaitseva O. E., Kirienko VT. E., Kirienko V. T. Significado dos genótipos do vírus da hepatite B na prática clínica // AI. - 2019. - №2. - C. 89-94.
39. Zaitsev I.A. Utilização da quantificação de HBsAg para monitorizar o curso natural da infeção crónica por hbv // Ga-stroenterolopia. - 2015. - №3. - C. 10-12.
40. Zafirova V.B. Relação do estado do canal microcirculatório e marcadores

endoteliais com alterações histológicas no fígado na patologia viral crónica // Boletim Médico do Cáucaso do Norte. - 2010. - №4. - C. 74-78.
41. Zvenigorodskaya L. A. Doença hepática gordurosa não alcoólica: evolução das ideias, acentos patogenéticos, abordagens à terapia // Paciente difícil. - 2015. - №10-11. - C. 14-19.
42. Ibragimov E.K., Abdurakhmanov D.T., Rozina T.P., Eficácia e segurança da terapia a longo prazo da hepatite B crónica com análogos de nucleósidos e nucleótidos // Therapeutic Archive. - 2019. - T.91, №2. - C. 40-47.
43. Ivashkin V. T., Mayevskaya M. V. V., Bogomolov P. O. et al. Resultados do estudo comparativo aberto e aleatório ORION: avaliação da eficácia dos medicamentos nacionais Altevir e Fosfogliv na terapia combinada de pacientes com hepatite C crónica // Russian Journal of Gastroenterology, Hepatology, Coloproctology. - 2012. - T.22, №6. C. 27-37.
44. Ivashkin V.T., Maevskaya M. V., Recomendações clínicas para o diagnóstico e tratamento da doença hepática gordurosa não alcoólica da Sociedade Russa de Investigação do Fígado e da Associação Gastroenterológica Russa // Russian Journal of Gastroenterology, Hepatology, Coloproctology. - 2016. - №2. - C. 24-42.
45. Ivkova AN, Nikitin I. G., Storozhakov GI. G. G., Storozhakov G. I. Fibrose hepática: da teoria à prática // Medicina. - 2003. - №1. - 12-16.
46. Ignatova T.M., Lopatkina T.N., Chulanov V.P. Resultados a longo prazo da terapia antiviral em doentes com hepatite C crónica que obtiveram uma resposta virológica duradoura // Russian Journal of Gastroenterology, Hepatology, Coloproctology. - 2013. - T.23, №4. - C. 30-36.
47. Ilchenko L. Yu., Okovitiy S. V. Remaxol: mecanismo de ação e aplicação na prática clínica. Parte 2. // Arquivos de Medicina Interna. - 2016. - T.6, №3. - C. 8-18.
48. Ilchenko L.Yu., Oskanova R.S., Fedorov I.G. Oportunidades para o uso de Remaxol em lesões hepatotóxicas // Terapia. - 2015. - №2(2). - C. 72-80.
49. Inoyatova F. I., Sydikov A. A., Yusupalieva G. A. Estudos complexos no diagnóstico da hepatite viral crónica em crianças // Conquistas da Ciência e da Educação. - 2018. - №15 (37). - 56-60.
50. Kazachenko MG, Karpov IA Caraterísticas do curso, diagnóstico e terapia da infeção por NSU em pacientes em hemodiálise crônica // No mundo da hepatite viral. - 2011. - № 1. - C. 4-11.
51. Kaziulin A. N. Lugar do ácido ursodeoxicólico na terapia da doença hepática gordurosa não alcoólica em diferentes estágios da doença: esteatose, esteatohepatite, fibrose/cirrose // RMZh. - 2017. - T. 25, №17. - C. 1248-1257.
52. Kaziulin A. N., Pereyaslova E. V. Hepatotoxicidade de medicamentos na prática clínica // MS. - 2012. - №9. - C. 56-64.
53. Kaziulin Alexander Nisonovich Fitopreparações na terapia de doenças do sistema hepatobiliar // Consilium Medicum. - 2015. - №8. - C. 28-31.
54. Kaliaskarova KS, Baimagambetova JB, Umurzakova RS, Seidgaparova M.U., Zhusupbek S.J., Shevchenko SA, Vasilieva VV, Vishnevskaya VN Aspectos

modernos da patogénese da fibrose hepática viral // Medicina Clínica do Cazaquistão. - 2012. - №2. - C. 42-48.
55. Kaliaskarova KS, Tuganbekova SK, Kuzembaeva K.U. Genotypic profile and dynamics of viral load in patients with chronic hepatitis C on the background of standard antiviral therapy in the Kazakh and Slavic populations of the Republic of Kazakhstan // Epidemiology and Infectious Diseases. Questões actuais. - 2013. - №3. - C. 23-28.
56. Kaliaskarova KS, Sagyndykova AJ, Kuzembaeva K.U., Konys-bekova AA, Orazova G.U., Baizhanova J.J., Nurseitova T.B. Hepatite C: factores de progressão // Clinical Medicine of Kazakhstan. - 2011. - №3,4 - C. 22-23.
57. Karimov D.O., Kutlina T.G., Muhammadieva G.F., Valova Y.V., Repina E.F., Khusnutdinova N.Y. Alterações no perfil de expressão dos genes de resposta adaptativa na hepatite tóxica de diferentes etiologias // Higiene e Saneamento. - 2019. - T.98, №9. - C. 1021-1025.
58. Keltsev V.A., Churbakova O.V. Estado imunológico da hepatite B viral crónica na fase replicativa em crianças que responderam e não responderam à terapia antiviral // Actas do Centro Científico de Samara da Academia Russa de Ciências. - 2012. - T.14, № 5-2. - C. 359-362.
59. Klyaritskaya IL, Krivoy VV, Matrau S. O papel do helicobacter pylori em pacientes com hepatite crónica e cirrose associadas ao HC V // Crimean Therapeutic Journal. - 2014. - №1 (22). - C. 163-172.
60. Krasavtsev E.L., Mitsura V.M., Zhavoronok S.V. Indicadores da regulação da cito-cinova em doentes com hepatite C crónica com um espetro diferente de anticorpos contra o vírus da hepatite C e alterações morfológicas // Imunopatologia, Alergologia, Infetologia. - 2004. - №2. - C. 116-119.
61. Krivoruchko I.V., Tselikovsky A.V., Fil G.V., Pritulina Y.G., Pegusov S.M. Resultados do tratamento antiviral de pacientes com cirrose hepática de etiologia viral (HCV-INFECTION) // Problemas modernos de ciência e educação. - 2012. - №6. - C. 234.
62. Kuzmenko N. A. Influência da terapia de redução de açúcar na função hepática em pacientes com diabetes mellitus tipo 2: Tese do autor. Med.nauk. - Rostov on Don, 2013. - 23 c.
63. Kulagina OI, Chernykh MV, Feoktistova LA, Kulagina KE Experiência de tratamento com interferão peguilado e ribavirina em doentes primários com hepatite C crónica // Infectious Diseases. - 2011. - T. 9, Suplemento No. 1. - C. 200.
64. Kurysheva M.A. Fibrose hepática: passado, presente e futuro // Russ Med Zhurn. - 2010. - №18(22). - C. 3-8.
65. Landar L. N., Chudakov N. V. Tratamento terapêutico da doença hepática alcoólica // Ciência e Educação: preservar o passado, criar o futuro. V. Tratamento terapêutico da doença hepática alcoólica // Ciência e Educação: preservando o passado, criando o futuro. - 2018. - C. 210-214.
66. Lapasov S.H., Hakimova L.R., Ablakulova M.H., Valieva M.H. Diagnóstico,

tratamento e prevenção da hepatite B crónica. A partir da posição da medicina baseada em provas // Kursk scientific and practical gazette of Man and his health. A partir da posição da medicina baseada em evidências // Kursk Scientific and Practical Bulletin Man e sua saúde. - 2015. - №3. - C. 41-48.

67. Lapshin A.V. et al. Influência dos polimorfismos genéticos do gene IL28B na eficácia da terapia antiviral da hepatite C crónica com interferão padrão. Jornal Russo de Gastroenterologia, Hepatologia, Coloproctologia. - 2013. - T.23, №1. - C. 23.

68. Leonova GF, Haertynova IM, Gaifulina EG Efeitos secundários da terapia antiviral para a hepatite C crónica em crianças // Doenças Infecciosas. - 2011. - T. 9. Suplemento nº 1. - C. 210.

69. Lukashik SP, Tsyrkunov VM Aspectos patomorfológicos da formação de fibrose hepática na infeção por HCV e outras lesões hepáticas: ideias actuais // Journal of the State Medical University. - 2009. - №1. - C. 25-28.

70. Lukashik SP, Karpov IA, Sinyavskaya M. Avaliação da segurança do tratamento com medicamentos de ação antiviral direta em doentes com infeção crónica causada pelo vírus da hepatite C e polimorfismo UGT1A1*28 // Clinical Infectology and Parasitology. - 2020. -T.9, №2. - C. 210-225.

71. Maev I.V., Nikushkina I.N., Samsonov A.A., Axelrod A.G. Caraterísticas das lesões virais combinadas (infeção por HBV/HCV) do fígado // Arquivo terapêutico. - 2008. -T.80, №2. - C. 57-61.

72. Mayevskaya MV, Znojko OO, Klimova EA, Tratamento de doentes com hepatite C crónica com zepeg-interferão alfa-2b em combinação com ribavirina (resultados finais de um ensaio clínico comparativo aleatório) // Russian Journal of Gastroenterology, Hepatology, Coloproctology. - 2014. - №24(2). - C. 53-64.

73. Maksimov ML, Shindina TS, Kropova OE Terapia hepatoprotectora e de infusão de pacientes com doenças inflamatórias do fígado. // Revista Médica Russa. Revisão médica. - 2018. - №7. - C. 82-87.

74. Malov S.I., Dulgun B., Malov I.V., Stepanenko L.A. Caraterísticas clínicas e eficácia da terapia antiviral da hepatite C viral crónica em representantes das raças caucasóide e mongoloide // Kazan Medical Journal. - 2015. - T.96, №1. - C. 27-32.

75. Mamedova E.S. Caraterísticas da resposta virológica em pacientes co-infectados com hepatite C e HIV, dependendo do estágio da doença // Tuberculose, doenças pulmonares, infeção pelo HIV. - 2013. - №1 (12). - C. 082-085.

76. Mamonov A. V., Mamonov R.A. Eficácia e segurança do cepeginterferão alfa-2b no tratamento da hepatite C crónica // Clinical Medicine. - 2017. - №11. - C. 22-25.

77. Matveev A. V. V., Konyaeva E. I. Utilização de silimarina em lesões hepáticas tóxicas e virais // EICH. - 2011. - №5. - C. 85-88.

78. Makhov V. M., Ugryumova L. N., Balakhonov A. A., Mamieva Z. A. Ácido ursodesoxicólico: a visão de um terapeuta // MS. - 2017. - №15. - 32-36.

79. Mehtiev S. N., Zinovieva E. N. Sokolovsky S. V. A disfunção endotelial como fator de progressão da esteato-hepatite não alcoólica. Abordagens terapêuticas // Farmacoterapia eficaz. 2011. № 2. C. 36-44.

80. Mescheryakova IE, Ilyina AR, Linkova NS, Korolev MV, Khavinson VH Patologia hepática relacionada com a idade: marcadores moleculares e hepatoprotectores promissores //Vrach. 2020. T. 31. № 6. C. 16-23.
81. Minushkin ON, Frolova AA Ácido ursodesoxicólico na prática gastroenterológica // Russian Medical Journal - 2018. - №1. - C. 18-22
82. Mirhaidarov R.Sh., Kildebekova R.N., Imelbaeva E.A., Caraterísticas do estado imunitário de doentes com hepatite viral crónica // Gerontologia clínica. - 2015. - №7-8. - C. 26-29.
83. Mikhailov, M. I. Molecular and biological bases of viral hepatitis control / M. I. Mikhailov, K. K. Kyuregyan. - Moscovo: Izd. Ikar. - 2013. - 336 c.
84. Mikhailov, M. I. Hepatite viral parentérica (epidemiologia, diagnóstico, prevenção) / M. I. Mikhailov, I. V. Shakhgildyan, G. G. Onishchenko. I. Mikhailov, I. V. Shakhgildyan, G. G. Onishchenko. - M.: GOU VUNMTS MZ RF, 2003. - 384 c
85. Mitsura V.M. The significance of some genetic factors for predicting the effectiveness of antiviral treatment of chronic hepatitis C // Journal of Infectology. - 2014. - T 6, №2. - C. 48-54.
86. Mitsura VM, Zhavoronok SV, Krasavtsev EL, Pavlovich IL, Suetnov ON, Grushko TP O teor de citocinas no soro sanguíneo de doentes com hepatite C crónica em terapia com interferão e terapia combinada com alfa-interferão e Roncoleukin // Immunology, Allergology, Infectology. - 2003. - №2. - C. 98-101.
87. Moiseev S.V. Terapia antiviral tripla em doentes com fibrose grave ou cirrose do fígado infectados com o genótipo 1 do vírus da hepatite C // Doenças Infecciosas. - 2012. - T.10, №1. - C. 56-63.
88. Moiseev SV, Abdurakhmanov DT Como melhorar os resultados da terapia antiviral padrão em pacientes com hepatite C crônica: o papel dos fatores de crescimento hematopoiético // Farmacologia Clínica e Terapia. -2011. - №2. - C. 35-40.
89. Morikov D.D., Morikova E.G., Ponomarenko D.M. Farmacoeconomia da utilização de hepatoprotectores na terapia de lesões hepáticas induzidas por medicamentos após quimioterapia //Ata Biomedica Scientifica. - 2017. - T.2, №2(114). C. 54-58.
90. Musabaev E.I., Usmanova G.Z. Eficácia da terapia da hepatite crónica com medicamentos de ação antiviral direta no Uzbequistão // Journal of Theoretical and Clinical Medicine. - 2017. - №1. - C. 141-144.
91. Myazin R. G. Lugar do ácido ursodeoxicólico no tratamento da hepatite viral crónica / R. G. Myazin. G. Myazin // Conselho Médico. Doenças infecciosas. - 2017. - №4. - C. 31-35.
92. Naidanova E.G., Kozlova N.M. Principais direcções no tratamento da doença hepática gorda não alcoólica // Boletim da BSU. Medicina e farmácia. - 2015. - №12. - C. 18-22.
93. Narovlyansky AN, Kremin NV, Semenyako NA, Romantsov MG, Mezentseva MV, Folitar IV Aspectos imunopatogenéticos da nomeação de medicamentos

imunotrópicos na infeção por HCV // Boletim da Academia Médica Estatal de São Petersburgo. I.I. Mechnikov. - 2008. - №3 (28). - C. 160-164.
94. Nevzorova M.S., Vysotin S.A., Sayfitova A.T. Comparação da atividade AST e ALT na hepatite viral aguda // International Student Scientific Bulletin. - 2020. - №1. - C. 5.
95. Nedogoda SV, Chumachek EV, Sanina MS, Pocheptsov DA O medicamento "Fosfogliv" na terapia da doença hepática gordurosa não alcoólica: resultados preliminares do estudo multicêntrico randomizado, duplo-cego e controlado por placebo "GEPARD" (PHG-M2/P02- 12) // Perspectivas clínicas de gastroenterologia, hepatologia. - 2015. - №5. - C. 16-22.
96. Novikov V. E., Klimkina E. I. Farmacologia dos hepatoprotectores // Revisões sobre farmacologia clínica e terapia medicamentosa. I. Farmacologia dos hepatoprotectores // Revisões sobre farmacologia clínica e terapia medicamentosa. - 2005. - №1. - 115 c.
97. Nurboev F. E. Uma nova forma de terapia eficaz com ursosan em doenças crónicas do fígado // Investigação europeia. -2016. -№6 (17). - 163-165.
98. Oreshko L.S., Makhov V.M., Balakhonov A.A. Efeito da terapia com a preparação de ácido ursodeoxicólico Grinterol® nos parâmetros clínicos e bioquímicos de pacientes com patologia hepatobiliar. Resultados de um estudo observacional em 2016-2017 // EICH. - 2018. - №6 (154). - C. 142-145.
99. Orlova SN, Baskhanova MV Eficácia da terapia antiviral para a hepatite C crónica em doentes com displasia indiferenciada do tecido conjuntivo // Epidemiologia e Doenças Infecciosas. Questões actuais. - 2019. - T. 9, №2. - C. 61-67.
100. Ostankova Y.V., Semenov A.V., Totolyan A.A. Deteção do vírus da hepatite B no plasma sanguíneo com baixa carga viral // Diagnóstico laboratorial clínico. - 2019. -T.64. №10. - C. 635-640.
101. Ostankova Y.V., Semenov A.V., Faizullaev H.N., Kazakova E.I., Kozlov A.V., Musabaev E.I., Totolyan A.A. Marcadores biológicos moleculares da hepatite B em pacientes com fibrose hepática/cirrose no Uzbequistão // Journal of Microbiology, Epidemiology and Immunobiology (JMEI). - 2016. - №5. - C. 34-43.
102. Ostankova Yulia Vladimirovna, Semenov AV, Burkitbaev JK, Savchuk TN, Areg A. Totolian Resultados da genotipagem do vírus da hepatite em dadores de sangue HBsAg-negativos em Astana, Cazaquistão // Infeção e Imunidade. - 2017. - №4. - C. 26-30.
103. Oshmyanskaya N.Y., Arzhanova G.Y., Galenko A.P. Métodos morfológicos modernos de análise da progressão da fibrose na hepatite crónica associada ao vírus C // Modern Gastroenterology. - 2014. - №4 (78). - C. 16-23.
104. Pavlova L. E. Significado clínico e prognóstico do estado dos sistemas de imunidade e de interferão em doentes com hepatite viral crónica C que recebem terapia com interferão: Resumo do autor. Dr. de ciências médicas. -M., 2002. - 41 c.
105. Pestrenin L.D., Bulatova I.A., Gulyaeva I.L. Atividade das citocinas séricas e marcador de dano endotelial em doentes com esteatose, fibrose e cirrose // Saúde e

Educação no século XXI. - 2017. - №7. - C. 116-120
106. Polunina T.E. Interações medicamentosas de medicamentos antivirais de ação direta no tratamento da hepatite C viral crônica // Terapiya. - 2017. - №3 (13). - C. 29-41.
107. Poluektova V.B., Volchkova E.V., Sviridova M.B. Terapia antiviral da hepatite c (genótipo 2) num doente com carcinoma hepatocelular no período pós-operatório precoce. justifica-se a expetativa de regimes de bezin- terferão? //Doenças infecciosas: notícias, opiniões, treinamento. - 2017. - №2 (19). - C. 96-101.
108. Pritulina YG, Salomakhin G. G., Fil G. V. Eficácia da utilização do hepatoprotector doméstico Remaxol na terapia complexa da hepatite C crónica // Gastroenterologia Experimental e Clínica. - 2017. - №148 (12). - C. 41-46.
109. Pritulina Y.G., Astapchenko D.S., Salomakhin G.G. Estudo dos efeitos secundários da terapia antiviral combinada da hepatite C crónica // Boletim de Novas Tecnologias Médicas. - 2013. - T.20, №2. - C. 250-253.
110. Purlik IL, Perelmuter VM, Beloborodova EV, Beloborodova EI Caraterísticas morfológicas comparativas do grau de atividade e do estádio de fibrose na hepatite viral crónica C // Boletim de Medicina Siberiana. - 2010. - T.9, №5. - C. 82-87.
111. Putilova EA, Fedoreev SA, Ivanis VA, Sklyar LF, Dobryakov EY, Kulesh NI, Popov AF Papel do medicamento Maxar no tratamento da hepatite viral crónica // Far Eastern Journal of Infectious Pathology. - 2011. - №18(18). - C. 34-40.
112. Raichelson KL, Karev VE, Marchenko NV, Palgova LK, Lob- zin YV, Baranovsky AY Expressão de BCL-2 no tecido hepático de pacientes com doença hepática autoimune e hepatite C crónica // Journal of Infectology. - 2013. - T.5, №4. - C. 14-19.
113. Ramazanova K. H., Rechnik V. N., Sretenskaya D. A., Lyapina E. P., Tsareva T. D. Hepatite viral crónica: otimização da terapia // Boletim de Medicina Clínica Moderna. - 2010. - Não. Apêndice 1. - C. 2224.
114. Reisis A.R., Matanina N.V., Shmarov D.A. Apoptose e terapia anti-apoptótica na hepatite crónica B e C // Infecções Infantis. - 2006. №4. - C. 69-71.
115. Reisis A.R., Matanina N.V., Shmarov D.A. Fundamentação patogenética para a terapia de formas agudas e prolongadas de hepatite viral // Infecções Infantis. - 2006. - №3. - C. 45-49.
116. Rechnik V.N. Otimização da terapia metabólica da hepatite viral crónica // Bulletin of St. Petersburg State Medical Academy named after I.I. Mechnikov. I.I. Mechnikov. - 2009. - №1. - C. 156-159
117. Savilov PN Savilov, Yakovlev VN Reação da glutamina sintetase dos hepatócitos à lesão hepática e à oxigenação hiperbárica // Boletim de Biologia Experimental e Medicina. - 2015. - T.160, №9. - C. 272-275.
118. Sachek M.M. et al. Farmacologia clínica dos hepatoprotectores // Boletim de Farmácia. - 2010. - №1. - C. 71-77.
119. Sekler D. E., Khudaiberganova D. M., Latypov R. R. R., Usmanova G. Z., Rakhmanov M. I., Musabaev E. I. Polimorfismo do gene il 28b e previsão da eficácia

da terapia antiviral para hepatite c viral no Uzbequistão // Epidemiologia e Doenças Infecciosas. - 2014. - №6. - C. 2-5.
120. Semenov AV, Ostankova YV, Faizullaev HN, Kazakova EI, Kozlov AV, Musabaev EI, Totolyan AA Anel de ADN do VHB fechado covalentemente como marcador da prevalência de hepatite B oculta em doentes com infeção pelo VHB, VDB e VHC no Uzbequistão // Journal of Microbiology, Epidemiology and Immunobiology (JMEI). - 2016. - №5. - C. 43-49.
121. Soboleva LA, Satarova SA, Kuznetsov VI, Gavrilova IB, Perminova TA Aplicação do medicamento "Remaxol" na terapia complexa da hepatite C crónica // Boletim de Medicina Clínica Moderna. - 2010. - Não. Apêndice 1. - C. 74-76.
122. Sobchak DM, Monakhova EA Indicadores de imunidade em doentes com hepatite C crónica em diferentes actividades histológicas // Clinical Medicine. - 2004. - T.82, №4. - C. 49-53.
123. Sokal E.M., Bourgeois A., Stephan K., Peginterferon alfa-2a em combinação com ribavirina para o tratamento de infecções crónicas pelo vírus da hepatite c em crianças e adolescentes // Clinical Infectology and Parasitology. - 2015. - №1 (12). - C. 97-109.
124. Sologub T.V. et al. Possibilidades de utilização do medicamento "Meta- doxil" na terapia complexa da hepatite C crónica // TERRA MEDICA. - 2011. - №2. - C. 13-18.
125. Stelmakh V.V., Kovalenko A.L., Kozlov V.K. Eficácia do medicamento "Remaxol, solução para infusão" na terapia de pacientes com síndrome de colestase intra-hepática na doença hepática difusa crónica // EICH. - 2018. - №4. - C. 152.
126. Stelmakh V.V., Kozlov V.K. Corretores metabólicos à base de ácido succínico como meio de terapia patogénica na hepatite viral crónica // Ter archiv. - 2011. - №2. - C. 1-4.
127. Stelmakh V.V., Kozlov V.K., Kovalenko A.L. Possibilidades de terapia antiviral combinada com interferão peguilado, ribavirina e indutor de interferonogénese - cicloferão no tratamento da hepatite C crónica // Experimental and Clinical Pharmacology. - 2019. - T.82, №2. - C. 25-31.
128. Stilidi E., Klyaritskaya I. Significado prognóstico das citocinas provo-palentes na hepatite viral crónica B e C // Physician. 2o13. - №3. - C. 75-78.
129. Sukhanov D. S., Okovitiy S. V., Yablonsky P. K., Vinogradova T. I., Pavlova M.. V. Terapia hepatotrópica no tratamento de lesões hepáticas // Antibióticos e Quimioterapia. - 2012. - №5-6. -C. 45-48.
130. Tarasova L.V., Tsyganova Yu.V. Os componentes mais razoáveis da terapia da doença hepática alcoólica: uma visão do lado da etiopatogenia // Pharmateka. - 2020. - №2. - C. 45-49.
131. Tarasova LV, Tsyganova YV, Busalaeva EI Dinâmica dos indicadores elastográficos da rigidez do fígado em doentes com doença hepática alcoólica em condições de abstinência no contexto da terapia com prednisolona. // Gastroenterologia de São Petersburgo. - 2019. - №2. - C. 41-41.

132. Tarasova LV, Tsyganova YV, Opalinskaya IV, Ivanova AL Revisão dos métodos de diagnóstico laboratorial utilizados na doença hepática gorda não alcoólica (NAFLD) e na doença hepática alcoólica (ALD) na fase atual // Experimental and Clinical Gastroenterology. - 2019. - №4(164). - C. 72-77.
133. Tikhonova N.Yu., Burnevich E.Z. Novas oportunidades para prever a resposta à terapia antiviral para a hepatite C crónica // Pharm-mateka. - 2012. - №2 (235). - C. 32-35.
134. Tkach S.M. et al. Visões modernas sobre a patogénese da fibrose hepática e possibilidades da sua terapia // Suchasna gastroenterologi. - 2013. - № 5 (73) - C. 131-135.
135. Tumansky V.A., Fen S.V. Reação ductular ou complexo reparador hepático: caraterísticas imuno-histoquímicas na cirrose hepática em doentes com hepatite crónica // Patholopia. - 2018. - T.15, №1(42). - C. 18-28.
136. Ulyukin Igor Mikhailovich, Orlova Elena Stanislavovna, Bu-lankov Yuri Ivanovich Hepatite oculta "B" à luz da garantia da segurança infecciosa das hemotransfusões e do controlo da terapia antiviral da doença // Boletim da Universidade de São Petersburgo. - Medicina, 2015. - №4. - C. 45-48.
137. Semenov Alexander Vladimirovich, Ostankova Julia Vladimirovna Hepatite B oculta (escondida): problemas de diagnóstico laboratorial // Infectious Diseases: Atualidade. Opiniões. Educação. - 2019. - №3 (30). - 84-90.
138. Fazylov V.H., Manapova E.R. Estado e coeficientes de citocinas no contexto da terapia antiviral da hepatite c crónica em doentes infectados pelo VIH // Doenças Infecciosas. - 2013. -T.11, №4. - C. 19-22.
139. Fazylova Y.V., Galeeva N.V. Estado da hemostase em pacientes com periodontite crónica no contexto da hepatite viral crónica C // Medicina prática. - 2014. - №7(83). - C. 35-39.
140. Filimonov PN, Gavrilova NI, Ivanov GY, Shkurupiy VA Relação da atividade da hepatite, fibrose hepática e estado imunitário em crianças com hepatite viral crónica B + C // Journal of Microbiology, Epidemiology and Immunobiology. - 2004. - №2. - C. 50-56.
141. Hikmatullaeva A.S., Abdukadyrova M.A., Asilova M.U. Diagnóstico primário da hepatite B viral entre a população da República do Uzbequistão // Journal of Theoretical and Clinical Medicine. - 2016. - № 3. - C. 123-126.
142. Tselikovsky A.V., Pritulina Y.G., Astapchenko D.S., Shentsova V.V., Krivoruchko I. B. Influência da esteatose hepática na eficácia da terapia antiviral combinada da hepatite C crônica. // Problemas modernos de ciência e educação. - 2012. - №6. - C. 186.
143. Zimmerman Y.S. Fibrose hepática: patogénese, métodos de diagnóstico, perspectivas de tratamento // Farmacologia Clínica e Terapêutica. - 2017. - 26 (1). - C. 54-58.
144. Chernyak SA, Prokopchik NI, Tsyrkunov VM Alterações morfológicas no fígado com diferentes variantes de terapia e duração da hepatite C crónica // Atual

Infectology. - 2014. - №4 (5). - C. 50-54.
145. Chesnokova L.V., Petrov I.M. et al. Conteúdo de citocinas pró-inflamatórias dependendo do estágio da fibrose hepática em pacientes com síndrome metabólica e doença gordurosa não alcoólica // Medicina Clínica. - 2013. -#12, Vol. 91. - C. 30-35.
146. Chuelov S.B., Rossina A.L. Factores que afectam a progressão da fibrose e a formação de cirrose hepática na hepatite viral crónica // Infecções infantis. 2007. - №4. - C. 76-79.
147. Shulga K.V., Mirzakanova H.R. Avaliação comparativa da eficácia de diferentes regimes de terapia antiviral para hepatite C crónica nos genótipos 2 e 3 // Internauka. - 2018. - №20-1 (54). - C. 31-32.
148. Shchekotov VV, Bulatova IA, Shchekotova AP Efeito da terapia antiviral da hepatite C crónica na síntese de citocinas e nos processos de fibrose no fígado // Clinician. - 2015. - T. 9, №2. - C. 28-35.
149. Shchekotova A. P., Kotelnikova L. P., Mugatarov I. N. et al. Disfunção endotelial, inflamação e fibrose na patologia hepatobiliar / / / Fundamental Research. - 2013. - №5-2. - C. 451-455.
150. Shchekotova A.P. Parâmetros clínicos e laboratoriais e disfunção endotelial em doenças do fígado, seu diagnóstico, significado prognóstico e possibilidades de utilização para avaliação: Cand. - Perm, 2012. - 40 c.
151. Shchekotova AP, Nevzorova MS, Bulatova IA Caraterísticas comparativas dos marcadores de fibrose na doença hepática alcoólica e na hepatite C crónica // Modern problems of science and education. - 2020. - №1. - C. 83.
152. Shchekotova A.P., Tuev A. V., Shchekotov V.V., Bulatova I.A. Relação entre indicadores de disfunção endotelial e síndromes que ocorrem em doenças hepáticas difusas crónicas // Kazan Med.Zh. - 2010. - №2. - C.143-147.
153. Esaulenko E. V., Nikitina O. E. Experiência de aplicação do ácido ursodeoxicólico ("urdox") na terapia complexa da hepatite viral crónica. - 2011. - №1. - C. 42-45.
154. Esaulenko E.V., Zakharov K.A., Alikyan I.S. Escolha de tácticas para a gestão de doentes com hepatite B crónica após a conclusão da terapia antiviral a longo prazo // Journal of Infectology. - 2018. - T.10, №3. - C. 108114.
155. Yakovenko EP, Yakovenko AV, Ivanov AN, Agafonova NA, Pryanishnikova AS Fibrose do fígado: mecanismos de desenvolvimento e questões de terapia // Pharmateka. - 2011. - №12. - C. 23-28.

156. AASLD (2018) Associação Americana para o Estudo das Doenças do Fígado: Orientação sobre o VHC: recomendações para testar, gerir e tratar a hepatite C. // Acedido. - 2020. - P. 123.
157. Abadía, M., Montes, M.L., Ponce, D Gestão de doentes com betabloqueio após resposta virológica sustentada na cirrose da hepatite C // World Journal of Gastroenterology. - 2019. - Vol.25 (21). - P. 2665-2674.
158. Abdel Alem, S., Elsharkawy, A., El Akel, W., Esmat, G., Doss, W.Liver

stiffness measurements and FIB-4 are predictors of response to sofos- buvir-based treatment regimens in 7256 chronic HCV patients // Expert Review of Gastroenterology and Hepatology. - 2019. - Vol.13(10). - C. 1009-1016.
159. Abdel-Hakeem MS, Shoukry NH. Imunidade protetora contra a hepatite C: muitos tons de cinzento //Front Immunol. - 2014. - Vol.5. - P. 274.
160. Ahn SH, Choe WH, Kim YJ, Heo J, Latarska-Smuga D, Kang J, Paik SW. Impact of Interferon-Based Treatment on Quality of Life and Work-Related Productivity of Korean Patients with Chronic Hepatitis C. // Gut Liver. - 2020. - Vol.14(3). - P. 368-376.
161. Ajorloo M, Bamdad T., Hashempour T., Alborzi A.M, Mozhgani SHR, Asadi R., Haj S.A, Merat S. Deteção de anticorpos específicos para a proteína HCV-ARF/CORE+ 1 em doentes cirróticos e não cirróticos com hepatite C: uma possível associação com fibrose progressiva // Arch Iran Med. - 2015. - Vol.18. - P. 304-307.
162. Akil A, Endsley M, Shanmugam S, Saldarriaga O. Expressão de genes fibrogênicos em células estreladas hepáticas induzidas por HCV e replicação de HIV em um sistema de modelo de co-cultura de três células // Sci Rep. - 2019. - Vol.9(1. - P. 568.
163. Alberti A, Lacoin L, Morais E, Lefevre C, Abogunrin S, Iheanacho I et al (2016) Revisão da literatura sobre a distribuição dos genótipos do vírus da hepatite C na Europa // J Med Virol. - 2016. - Vol.88(12). - P. 2157-2169.
164. Alborzi A, Hashempour T, Moayedi J, Musavi Z, Pouladfar G, Merat S Papel do nível sérico e da variação genética da IL-28B na capacidade de resposta ao interferão e na doença hepática avançada em doentes com hepatite C crónica // Med Microbiol Immunol. - 2017. - Vol.206(2). - P. 165-174.
165. Alhamlan FS, Al-Ahdal MN, Khalaf NZ, Abdo AA, Sanai FM, Al- Ashgar HI, ElHefnawi M, Zaid A, Al-Qahtani AA . Variabilidade genética da proteína do núcleo no genótipo 4 do vírus da hepatite C em doentes da Arábia Saudita e sua implicação na terapia com interferão peguilado e ribavirina // J Transl Med. - 2014. - Vol.12(1) - 91 p.
166. Aoki H, Hayashi J, Moriyama M, Arakawa Y, Hino O (2000) A proteína do núcleo do vírus da hepatite C interage com a proteína 14-3-3 e ativa a quinase Raf-1 // J Virol. - 2000. - Vol.74(4). - P. 1736-1741.
167. Aparicio E, Parera M, Franco S, Perez-Alvarez N, Tural C, Clotet B, Martínez MA (2010) IL28B SNP rs8099917 está fortemente associado ao fracasso do tratamento com interferão-α peguilado e ribavirina em doentes co-infectados com VHC/HIV-1 // PLoS ONE. - 2010. - Vol.2. - P. 136-142.
168. Aregay, A., Owusu Sekyere. A eliminação do vírus da hepatite C tem um impacto limitado no comprometimento funcional e mitocondrial das respostas das células T CD8+ específicas do HCV // Journal of Hepatology. - 2019. - Vol.71(5). - P. 889-899.
169. Asselah T, Estrabaud E, Bieche I, Lapalus M, De Muynck S, Vidaud M, Saadoun D, Soumelis V, Marcellin P (2010) Hepatitis C: viral and host factors

associated with non-response to pegylated interferon plus ribavirin //Liver Int. - 2010. - Vol.30(9). - P. 1259-1269.

170. Attar BM, Van Thiel DH. Vírus da hepatite C: É altura de tomar decisões. Quem deve ser tratado e quando? ///World J Gastrointest Pharmacol Ther. - 2016. - Vol.7(1). - P. 33-40.

171. Bachofner JA, Valli PV, Kröger A, Bergamin V. O tratamento com agentes antivirais diretos da hepatite C crónica resulta numa rápida regressão da elastografia transitória e dos marcadores de fibrose - pontuação fibrose-4 e índice da razão aspartato aminotransferase-plaquetas // Liver Int. - 2017. - Vol.37(3). - P. 369-376.

172. Baden R, Rockstroh JK, Buti M (2014) História natural e gestão da hepatite C: o sexo desempenha um papel? // J Inf Dis. - 2014. - Vol.209 (Suppl 3). - P. S81-S85.

173. Baiocchini, A., Nonno, F.D., Taibi, C., Piacentini, M., Falasca, L Modificações das células endoteliais sinusoidais do fígado (LSECs) em doentes com hepatite C crónica // Scientific. - 2019. - Vol.9(1). - P. 8760.

174. Bernhardt S., Rutter K., Stattermayer A. 1 F., Ferenci P. Revisitar os factores de previsão de uma resposta virológica sustentada na era da terapia antiviral de ação direta para o vírus da hepatite C // Clin. Infect. Dis. - 2013. - Vol.56. - P. 118-22.

175. Bruix J, Gores GJ, Mazzaferro V. Carcinoma hepatocelular: fronteiras e perspectivas clínicas // Gut. - 2014. - Vol.63. - P. 844-855.

176. Bruix J, Sherman M. Management of hepatocellular carcinoma //Hepatology. - 2005. - Vol.42. - P. 1208.

177. Castéra L, Vergniol J, Foucher J, Le Bail B, Chanteloup E, Haaser M, Darriet M, Couzigou P, De Lédinghen V. Comparação prospetiva de elas- tografia transitória, Fibrotest, APRI e biópsia hepática para a avaliação da fibrose na hepatite C crónica // Gastroenterologia. 2014. - Vol.128. - P. 343-350.

178. Cavalcante LN, Lyra AC. Fatores preditivos associados à resposta à terapia antiviral da hepatite C // World J Hepatol. - 2015. - Vol.7(12). - P. 1617-1631.

179. Chen G., Lin W., Shen F. et al. Carga viral passada do VHB como fator de previsão de mortalidade e morbilidade por CHC e doença hepática crónica num estudo prospetivo // Am. J. Gastroenterol. - 2006. - Vol.101. - C. 1797-1803.

180. Chlibek R, Smetana J, Sosovickova R, Gal P, Dite P, Stepanova V, Pliskova L, Plisek S et al (2017) Prevalência do vírus da hepatite C na população adulta da República Checa: tempo para o rastreio da coorte de nascimento // PLoS ONE. - 2017. - Vol.12(4). - P. 0175525.

181. Chris Krueger, A., Chen, H.-J., Randolph, J.T Síntese e avaliação de pró-fármacos de 2'-dihalo ribonucleótidos com atividade contra o vírus da hepatite C // Química Bioorgânica e Medicinal. - 2020. - Vol.28(1), - P. 115-208.

182. Chu, C.-Y., Cheng, C.-H., Chen, H.-L Alteração histológica a longo prazo em doentes com hepatite C crónica que receberam terapêutica com peginterferão e ribavirina com resposta virológica sustentada //Journal of the Formosan Medical Association. - 2019. - Vol. (7). - P. 1129-1137.

183. Ciccarelli N, Fabbiani M, Brita AC, De Marco R, Grima P, Gagliardini R,

Borghetti A, Cauda R, Di Giambenedetto S. Liver fibrosis is associated with cognitive impairment in people living with HIV. //Infeção. 2019 Ago; Vol.47(4):589-593
184. Coppola, N., Alessio, L., Epidemiologia e gestão das infecções pelo vírus da hepatite C em populações imigrantes// Doenças Infecciosas da Pobreza. - 2019. - Vol.8(1). - P. 17.
185. Corchado S, López-Cortés LF, Rivero-Juárez A, Torres-Cornejo A, Rivero A, Márquez-Coello M, Girón-González J-A (2014) Fibrose hepática, parâmetros genéticos do hospedeiro e relacionados com o vírus da hepatite C como factores preditivos da resposta à terapêutica contra o vírus da hepatite C em doentes co-infectados com HIV/HCV. //PLoS ONE.- 2014 Vol.
186. d'Avigdor, W.M.H., Budzinska, M.A., Lee, M. Virus GenotypeDependent Transcriptional Alterations in Lipid Metabolism and Inflammation Pathways in the Hepatitis C Virus-infected Liver // Scientific Reports. - 2019. - Vol.9(1). - P. 10596.
187. Dadabhai AS, Saberi B, Lobner K, Shinohara RT, Mullin GE. Influência da vitamina D na fibrose hepática na hepatite C crónica: Uma revisão sistemática e meta-análise dos dados de ensaios clínicos agrupados // World J Hepatol. - 2017. - Vol.9(5). - P. 278-287.
188. Dajani A. I., Abu Hammour A. M. A., Zakaria M. A. et al. Fosfolípidos essenciais como adjuvante de apoio na gestão de doentes com NAFLD // Arab J Gastroenterol. - 2015. - Vol.16, №3-4. - P. 99-104.
189. Dalgard O, Egeland A, Ervik R, Vilimas K, Skaug K, Steen TW. [Risk factors for hepatitis C among injecting drug users in Oslo // Tidsskr Nor Lae- geforen. - 2009. - Vol.129. - P.101-104.
190. Davis GL, Balart LA, Schiff ER, Lindsay K, Bodenheimer HC Jr, Perrillo RP, Carey W, Jacobson IM, Payne J, Dienstag JL, Hepatitis Interventional Therapy Group Tratamento da hepatite C crónica com interferão alfa recombinante // N Engl J Med, 2017. - Vol.321. - P. 1501-1506.
191. Dehghani B, Dehghani A, Sarvari J (2019) Conhecimento e conscientização sobre hepatite B, hepatite C e vírus da imunodeficiência humana entre estudantes universitários: um relatório do Irã // Int Quart Commun Health Educ. - 2019. - Vol.13. - P. 45-56.
192. Dehghani B, Hasanshahi Z, Hashempour T (2020) Cápside do VIH e protease novos alvos da Melitina // Int J Peptide Res Ther. - 2020. - Vol.12. - P. 269-275.
193. Dehghani B, Hashempour T, Hasanshahi Z, Moayedi J (2020) Análise bioinformática do domínio 1 da proteína do núcleo do VHC: Irão // Int J Pept Res Ther. - 2020. - Vol.26(1). - P. 303-320.
194. Derbala M, Elbadri ME Índice do rácio entre as transaminases aspartadas e as plaquetas na co-infeção do vírus da hepatite C e da esquistossomose // World J Gastroenterol. - 2015. - Vol.21(46). - P. 13132-9.
195. Duberg A, Janzon R, Bäck E, Ekdahl K, Blaxhult A. The epidemiology of hepatitis C virus infection in Sweden // Euro Surveill. - 2008. - №13. - P. 18882.
196. EASL. Associação Europeia para o Estudo do Fígado: Recomendações da

EASL sobre o tratamento da hepatite C //J Hepatol - 2018. - Vol.69. - P. 461511.

197. El-Zayadi A-R, Anis M (2012) A resistência à insulina induzida pelo vírus da hepatite C prejudica a resposta à terapia anti-viral //World J Gastroenterol WJG. - 2012. - Vol.18(3). - P. 212.

198. Erman A, Krahn MD, Hansen T, Wong J, Bielecki JM, Feld JJ, Wong WWL, Grootendorst P, Thein HH (2019) Estimativa das taxas de progressão da fibrose para hepatite C crónica: uma revisão sistemática e atualização da meta-análise // BMJ Open. -2019. - Vol.9. - P. 027491.

199. Associação Europeia para o Estudo do Fígado. Recomendações da EASL sobre o tratamento da hepatite C // J.Hepatol. - 2015. - Vol.63(1). - C. 199-236.

200. Fan C, Wu FR, Zhang JF, Jiang H. Uma Abordagem Farmacológica de Rede para Explorar os Mecanismos da Fórmula Shugan Jianpi na Fibrose Hepática // Evid Based Complement Alternat Med. - 2020. - Vol.47. - P. 80-83.

201. Fathi H, Clark A, Hill NR, Dusheiko G (2017) Eficácia dos regimes actuais e futuros para o tratamento da infeção pelo vírus da hepatite C do genótipo 3: uma revisão sistemática em grande escala //BMC Infect Dis. - 2017. - Vol.17. - 722 p.

202. Flisiak R, Urbanek P, Rokusz L, Oltman M, Makara M, Janicko M (2016) Novas opções terapêuticas para o VHC na Europa Central. //Clin Exper Hepatol. - 2016. - Vol.2. - P. 7-11.

203. Fortofoiu, M., Fortofoiu, M.-C. Aspectos clínicos, histológicos, imunohistoquímicos e morfométricos em pacientes com hepatite crónica de etiologia alcoólica e viral// International Multidisciplinary Scientific GeoConference Sur veying Geology and Mining Ecology Management, SGEM. - 2016. -P. 471-478.

204. Fraga, I.R.C., Caroli-Bottino, A., Pannain, V.L.N. Estudo histopatológico comparativo entre hepatite C crônica recorrente nativa e pós-transplante com ênfase em fatores de confusão com rejeição celular aguda// Jornal Brasileiro de Patologia e Medicina Laboratorial. - 2016. - Vol.52(5). - P. 316-323.

205. Freeman AJ, Dore GJ, Law MG, Thorpe M, Von Overbeck J, Lloyd AR, Marinos G, Kaldor JM (2001) Estimating progression to cirrhosis in chronic hepatitis C virus infection // Hepatol. - 2001. - Vol.34. - P. 809-816.

206. Fukutomi T, Zhou Y, Kawai S, Eguchi H, Wands JR, Li J (2005) A proteína do núcleo do vírus da hepatite C estimula o crescimento dos hepatócitos: Correlação com a regulação positiva da expressão de wnt-1 //Hepatologia. - 2005. - Vol.41(5). - P. 1096-1105.

207. Funaoka Y, Sakamoto N, Suda G, Itsui Y, Nakagawa M, Kakinuma S, Watanabe T, Mishima K, Ueyama M, Onozuka I (2011) Análise da sinalização de interferão por clones infecciosos do vírus da hepatite C com substituições dos aminoácidos centrais 70 e 91 // J Virol. - 2011. - Vol.85(12). - P. 5986-5994.

208. Gaggini M, Carli F, Rosso C Perfil Metabólico Alterado e Resistência à Insulina dos Adipócitos Marcam Fibrose Hepática Grave em Pacientes com Doença Hepática Crónica // Int J Mol Sci. - 2019. - Vol.24. - P. 63-73.

209. Alterações transcricionais dependentes do genótipo no metabolismo lipídico e

nas vias de inflamação no fígado infetado com o vírus da hepatite C // Relatórios científicos. - 2019. - Vol. 9(1). - P. 10-96.
210. Ghazy, A.A., Osman, E.M., Rashwan, E.A., Mostafa, H., Tawfik, S.Relação entre microRNA-21, fator de crescimento transformador β e resposta ao tratamento em doentes com hepatite C crónica// Journal of Medical Virology. - 2019. - Vol.91(12). - P. 2166-2173.
211. Ghouri A, Kumar S, Khan SA, Ghani MH, Aslam S, Asadullah (2014) Frequência de diabetes mellitus tipo 2 em pacientes com infeção crônica pelo vírus da hepatite C // J Liaquat Uni Med Health Sci. - 2014. - Vol.13. - P. 51-56.
212. Giannini, E.G., Crespi, M., Demarzo, M., Zentilin, P., Savarino, V.Melhoria em doentes com vírus da hepatite C com doença hepática avançada e compensada após resposta virológica sustentada a antivirais de ação direta// European Journal of Clinical Investigation .-2019.- Vol.49(3),e13056
213. Gonzalez-Aldaco, K., Roman, S., Torres-Valadez, R., Torres-Reyes, L.A., Panduro, A. Eliminação do vírus da hepatite C e menos danos no fígado em pacientes com colesterol alto, colesterol de lipoproteína de baixa densidade e alelo APOE ε4// Revista mundial de gastroenterologia.-2019.- Vol.25(38), c. 5826-5837
214. Gower E, Estes C, Blach S, Razavi-Shearer K, Razavi H. Global epidemiology and genotype distribution of the hepatitis C virus infection (Epidemiologia global e distribuição dos genótipos da infeção pelo vírus da hepatite C). J Hepatol. 2014;61:S45-S57.
215. Gundermann K. J., Gundermann S., Drozdzik M., Mohan Prasad V. G. Fosfolípidos essenciais no fígado gordo: uma atualização científica // Clin Exp Gastroenterol. 2016. Vol. 63, № 9. P. 105-117.
216. Gupta N., Mbituyumuremyi A., Kabahizi J., Mukherjee J., Grant P.M. Treatment of chronic hepatitis C virus infection in Rwanda with ledipasvir- sofosbuvir (SHARED): a single-arm trial // The Lancet Gastroenterology and Hepatology. - 2019. - Vol.4(2). - C. 119-126.
217. Hanafiah K.M., Groeger J., Flaxman A.D., Wiersma S.T. Global epidemiology of hepatitis C virus infection: Novas estimativas de seroprevalência de anticorpos contra o vírus da hepatite C específicas por idade // Hepatology. - 2013. - Vol.57. - P. 1333-42.
218. Hashempoor T, Bamdad T, Merat S, Janzamin E, Nemati L, Jabbari H, Sharifi A-H, Zamini H (2010) Expansão das células T reguladoras CD4 + CD25 + FoxP3+ na infeção crónica pelo vírus da hepatite C // Iran J Immunol. - 2010. - Vol.7(3). - P. 177-185.
219. Hashempour T, Dehghani B, Mousavi Z, Yahaghi M, Hasanshahi Z, Moayedi J, Akbari T, Davarpanah MA (2019) Avaliação de mutações resistentes a medicamentos para inibidores da protease NS3 do VHC em doentes iranianos naïves // Int J Peptide Res Ther. - 2019. - Vol.32. - P. 569-662.
220. Hashempour, T., Dehghani, B., Musavi, Z. et al. Impacto dos genótipos IL28 e modelagem das interações da proteína central do HCV no tratamento da hepatite C //

Interdiscip Sci Comput Life Sci. - 2020. - Vol.12. - P. 424-437.

221. Honma, Y., Shibata, M., Effect of direct-acting antivirals on platelet- associated immunoglobulin G and thrombocytopenia in hepatitis C virus-related chronic liver disease// Liver International. - 2019. - Vol.39(9). - P. 1641-1651.

222. Horie T, Shimizu I, Horie C, Yogita S, Tashiro S, Ito S (1999) Mutações da sequência do gene central do vírus da hepatite C isolado de tecidos hepáticos com carcinoma hepatocelular // Hepatol Res. - 2009. - Vol.13(3). - P. 240-251.

223. Hsieh YH, Signer D, Patel AV Fibrose hepática avançada e continuidade de cuidados em pacientes do departamento de emergência com hepatite C crónica. //Am J Emerg Med. 2019 Feb;37(2):286-290.

224. Iakoucheva LM, Radivojac P, Brown CJ, O'Connor TR, Sikes JG, Ob- radovic Z, Dunker AK (2004) The importance of intrinsic disorder for protein phosphorylation // Nucleic Acids Res. - 2004. - Vol. Vol.32(3). - P. 1037-41.

225. Ijaz, B., Ahmad, W., Das, T., Husnain, T., Hassan, S. A infeção pelo VHC causa cirrose em humanos através da regulação gradual dos genes do hospedeiro envolvidos no funcionamento celular e na defesa durante a fibrose: Identificação de biomarcadores // Genes and Diseases. - 2019. - Vol.6(3). - P. 304-317.

226. Irshad M, Gupta P, Irshad K. Base molecular do carcinoma hepatocelular induzido pela infeção pelo vírus da hepatite C //World J Hepatol. - 2017. - Vol.9(36). - P. 1305-1314.

227. Ishidalr, H., Suetsugu, A., Furuta, N., Shirakam, Y., Itou, H. Alterações dos marcadores de fibrose hepática em pacientes com tratamento por terapia antiviral// Japanese Journal of Clinical Chemistry. - 2019. - Vol.48(2). - P. 137-143.

228. Jimenez-Mendez R, Uribe-Salas F, López-Guillen P, Cisneros-Garza L, Castañeda-Hernandez G (2010) Distribuição dos genótipos do VHC e da carga viral do ARN do VHC em diferentes regiões do México //Ann Hepatol. - 2010. - Vol.9. - P. 33-39.

229. Juanbeltz, R., Castilla, J., Martínez-Baz, I., Sarobe, M., San Miguel, R. Qualidade de vida relacionada com a saúde em doentes com hepatite C que atingem uma resposta virológica sustentada a antivirais de ação direta: uma comparação com a população em geral // Quality of Life Research. - 2019. - Vol.28(6). - P. 1477-1484.

230. Kanwal F, Kramer JR, Ilyas J, Duan Z, El-Serag HB (2014) O genótipo 3 do VHC está associado a um risco acrescido de cirrose e cancro hepatocelular numa amostra nacional de veteranos dos EUA com VHC // Hepatologia. - 2014. - Vol.60(1). - P. 98-105.

231. Karadi I, Mészáros Z, Csányi A, Szombathy T, Hosszúfalusi N, Romics L, Magyar K (2002) Serum semicarbazide-sensitive amine oxidase (SSAO) activity is an independent marker of carotid atherosclerosis // ClinChimActa. - 2002. - Vol.323. - P. 139-146.

232. Diretrizes de prática clínica da KASL para a gestão da hepatite B crónica. Associação Coreana para o Estudo do Fígado (KASL) // Clin Mol Hepatol. - 2019. - Vol.25(2). - P. 93-159.

233. Kattakuzhy S, Levy R, Kottilil S. Sofosbuvir para o tratamento da hepatite C crónica // Hepatol Int. - 2015. - Vol.9(2). - P. 161-73.
234. Khaliq S, Jahan S, Pervaiz A. Variabilidade da sequência da região central do VHC: preditores importantes da patogénese induzida pelo VHC e da produção viral // Infect Genet Evol. - 2011. - Vol.11(3). - P. 543-556.
235. Khatun M, Ray RB. Mecanismos subjacentes à fibrose hepática associada ao vírus da hepatite C // Células. - 2019. - Vol.8(10). - P. 12-49.
236. Kraemer M, Krawczyk M, Noor F, Grünhage F, Lammert F, Schneider JG (2019) O aumento dos níveis circulantes de VAP-1 está associado à fibrose hepática na infeção crónica por hepatite C // J Clin Med. - 2019. - Vol.8. - P. 1-9.
237. Lalor PF, Sun PJ, Weston CJ, Martin-Santos A, Wakelam MJ, Adams DH (2007) A ativação da proteína de adesão vascular-1 no endotélio hepático resulta num aumento dependente de NF-κB na adesão de linfócitos // Hepatology. - 2007. - Vol.45. - P. 465-474.
238. Lalor PF, Tuncer C, Weston C, Martin-Santos A, Smith DJ, Adams DH (2007) A proteína de adesão vascular-1 como potencial alvo terapêutico na doença hepática //Ann N Y AcadSci. - 2007. - Vol.1110. - P. 485-496.
239. Laursen TL, Sandahl TD, Kazankov K, Eriksen PL, Kristensen LH, Holmboe CH, Laursen AL, Vilstrup H, Gronbæk H. Normalização precoce da capacidade reduzida de síntese de ureia após terapia antiviral de ação direta na cirrose da hepatite C // Am J Physiol Gastrointest Liver Physiol. - 2020. - Vol.319(2). - P. G151-G156.
240. Laursen TL, Sandahl TD, Kazankov K, George J, GrOnbæk H.Liver- related effects of chronic hepatitis C antiviral treatment // World J Gastroenterol. - 2020. - Vol.26(22). - P. 2931-2947.
241. Laursen TL, Siggaard CB, Kazankov K Melhoria dependente do tempo da inflamação do fígado, da fibrose e da função metabólica do fígado após uma terapia antiviral de ação direta bem sucedida da hepatite C crónica. //J Viral Hepat. - 2020. - Vol.27(1). - P. 28-35.
242. Le M. D., Enbom E., Traum P. K. et al. Pacientes com doença hepática alcoólica tratados com S-adenosil-L-metionina: uma análise aprofundada dos dados morfológicos do fígado comparando biópsias hepáticas pré e pós-tratamento // Exp Mol Pathol. - 2013. - Vol. 95, №2. - P. 187-191.
243. Llaneras, J., Riveiro-Barciela, M., Lens, S., Mariño, Z., Buti, M. Effectiveness and safety of sofosbuvir/velpatasvir/voxilaprevir in patients with chronic hepatitis C previously treated with DAAs // Journal of Hepatology. - 2019. - Vol.71(4). - P. 666-672
244. Lu, M., Wu, K.-H., Li, J., Trudeau, S., Gordon, S.C. A ribavirina adjuvante e a duração mais longa do tratamento antivírico de ação direta melhoram a resposta virológica sustentada entre os doentes com hepatite C em risco de insucesso do tratamento// Journal of Viral Hepatitis. - 2019. - Vol.26(10). - P. 1210-1217.
245. Macken, L., Gelson, W., Priest, M., Irving, W., Verma, S. Efficacy of direct-acting antivirals: Dados do mundo real do Reino Unido de uma coorte bem

caracterizada de HCV predominantemente cirrótico // Journal of Medical Virology. - 2019. - Vol.91(11). - P. 1979-1988.
246. Madalinski K, Zakrzewska K, Kolakowska A, Godzik P (2015) Epidemiologia da infeção pelo VHC na Europa Central e Oriental // Przegl Epidemiol. - 2015. - Vol.69(3). - P. 459-464.
247. Mangia A, De Ledinghen V, Bailly F, Brahm J, Keiss J, Valantinas J, Rasmann N, Messinger D, Tatsch F, Bakalos G, Foster GR. Gen-C study Group IL28B genotype is associated with cirrhosis or transition to cirrhosis in treatmentnaive patients with chronic HCV genotype 1 infection: the international observational Gen-C study // Springer Plus. - 2016. - Vol.5. - P. 1990.
248. Mato J. M., Martnez-Chantar M. L., Lu S. C. Methionine metabolism and liver disease //Ann. Rev. Nutr. - 2008. - Vol.28. - P. 273-93.
249. Matta B, Lee TH, Patel K. Utilização de testes não invasivos para o estadiamento da fibrose hepática em doentes com VIH // Curr HIV/AIDS Rep. - 2016. - Vol.13(5). - P. 27988.
250. Mendes LC, Stucchi RSB, Vigiani AG. Diagnóstico e estadiamento da fibrose em pacientes com hepatite C crônica: comparação e visão crítica das estratégias atuais // Hepatic Med Evid Res. - 2018. - Vol.(10). - P. 13-22.
251. Messina JP, Humphreys I, Flaxman A, Brown A, Cooke GS, Pybus OG, Barnes E (2015) Distribuição global e prevalência dos genótipos do vírus da hepatite C //Hepatologia. - 2015. - Vol.61(1). - P. 77-87.
252. Mihai F, Trifan A, Stanciu C, Singeap AM Remodelação do fígado no exame de TC em pacientes com cirrose compensada por HCV que alcançaram resposta virológica sustentada após tratamento com antivirais de ação direta // Medicina (Kaunas). - 2020. - Vol.56(4). - C. 171.
253. Mihăilă, R.-G. Rigidez hepática na infeção crônica pelo vírus da hepatite C / / Revista romena de medicina interna = Revue roumaine de medecine interne. - 2019. - Vol.(2). - P. 85-98.
254. Moattari A, Dehghani B, Khodadad N, Tavakoli F (2015) Caracterização funcional e estrutural in silico da hemaglutinina do vírus da gripe H1N1 a, 2010-2013, Shiraz, Irão //Ata Biotheor. - 2015. - Vol.63(2). - P.183-202.
255. Morgan RL, Baack B, Smith BD, Yartel A, Pitasi M, Falck-Ytter Y. Erradicação da infeção pelo vírus da hepatite c e o desenvolvimento de carcinoma hepatocelular: uma meta-análise de estudos observacionais // Ann Intern Med. - 2013. - Vol.158. - P. 329-337.
256. Mühlberger N, Schwarzer R, Lettmeier B, Sroczynski G, Zeuzem S, Siebert U (2009) HCV-related burden of disease in Europe: a systematic assessment of incidence, prevalence, morbiditiy, and mortality-review // BMC Public Health. - 2009. - Vol.9. - P. 34.
257. Musavi Z, Hashempour T, Moayedi J, Dehghani B, Ghassabi F, Hallaji M, Hosseini SY, Yaghoubi R, Gholami S, Dehyadegari MA. Desenvolvimento de anticorpos para a proteína de quadro de leitura alternativo do HCV em candidato a

transplante de fígado e sua análise computacional // Curr Proteom. - 2020. - Vol.17(2). -P. 154-170.
258. Nemecek V, Castkova J, Fritz P, Linhartová A, Svandová E, Srámová H, Kríz B (2003) The 2001 serological survey in the Czech Republic-viral hepatitis. // Cent Eur J Public Health. - 2003. - Vol.11. - P. S54-S61.
259. Nikolaos K Gatselis Autoimmune hepatitis, one disease with many faces: Caraterísticas etiopatogenéticas, clínico-laboratoriais e histológicas // World J Gastroenterol. - 2015. - Vol.21(1). - P. 60-83.
260. Odai, K.G., O'Dwyer, C., Steenbergen, R., Tyrrell, D.L., Fullerton, M.D. Infeção in vitro pelo vírus da hepatite C e metabolismo hepático da colina // Viruses. - 2020. - Vol.12(1). - P. 108.
261. Öksüz, Z., Üçbilek, E., Serin, M.S. et al. Circulating vascular adhesion protein-1(VAP-1): a possible biomarker for liver fibrosis associated with chronic hepatitis B and C. // Braz J Microbiol. - 2020. - Vol.51. - P. 1757-1763.
262. Olson J. C. Insuficiência hepática crónica aguda e descompensada: definições, epidemiologia e prognóstico // Crit Care Clin. - 2016. - Vol.32, № 3. - P. 301-309.
263. Overton, K., Clegg, J., Pekin, F., Lloyd, A., Post, J.J. Resultados de um modelo de cuidados liderado por uma enfermeira para a avaliação e tratamento da hepatite C com antivirais de ação direta no contexto de custódia // International Journal of Drug Policy. - 2019. - Vol.72. -P. 123-128.
264. Pan S, Wang XQ, Guo QY. Avaliação quantitativa da fibrose hepática na hepatite B e C crónica: mapeamento T1 na ressonância magnética do fígado com Gd-EOB-DTPA // World J Gastroenterol. - 2018. - Vol.24(18). - P. 20242035.
265. Paralicova Z, Kristian P, Schreter I (2009) Inquérito epidemiológico sobre a hepatite C na Clínica de Infetologia e Medicina de Viagem em Kosice. //Epidemiol Mikrobiol Immunol. -2009. - Vol.58(4). -P. 158-162.
266. Patel, K., Tillmann,H.L. Avaliação longitudinal da progressão da fibrose da hepatite C por morfometria do colagénio e da actina do músculo liso em comparação com marcadores séricos // Alimentary Pharmacology and Therapeutics. - 2016. - Vol.43(3). -C. 356-363.
267. Peleg, N., Issachar, A., Sneh Arbib, O., Barsheshet, A., Shlomai, A. A esteatose hepática é um importante preditor de maus resultados em doentes com hepatite C crónica com resposta virológica sustentada// Journal of Viral Hepatitis. - 2019. - Vol.26(11). - P. 1257-1265.
268. Perales C, Quer J, Gregori J, Esteban JI, Domingo E. Resistência do vírus da hepatite C aos inibidores: complexidade e implicações clínicas // Vírus. - 2015. - Vol.7(11). - P. 5746-5766.
269. Pereira Guedes, T., Seguimento a longo prazo da doença hepática avançada após resposta virológica sustentada ao tratamento da hepatite C com antivirais de ação direta: Outcomes from a Real-World Portuguese Cohort // GE Portuguese Journal of Gastroenterology. - 2019. - Vol.32. - P. 273-289.
270. Pérez, A.B., Chueca, N., Macías, J., Rincón, P., García, F.Prevalência de

substituições associadas à resistência e eficácia do tratamento da hepatite C crónica guiado pela resistência de base em Espanha a partir da coorte GEHEP-004 // PLoS ONE. - 2019. - Vol.(8). - P. 221-231.

271. Perz JF, Armstrong GL, Farrington LA, Hutin YJ, Bell BP (2006) The contributions of hepatitis B virus and hepatitis C virus infections to cirrhosis and primary liver cancer worldwide //J Hepatol. - 2006. - Vol.45. - P. 529-538.

272. Petitclerc L, Gilbert G, Nguyen BN, Tang A. Quantificação da Fibrose Hepática por Imagem de Ressonância Magnética // Top Magn Reson Imaging. - 2017. - Vol.26(6). - P. 229-241.

273. Petrescu, I.O., Biciuşcă, V., Taisescu, C.I., Siloşi, C.A., Forţofoiu, M.Fatores histológicos que predizem a fibrose hepática em pacientes com hepatite C crónica // Jornal Romeno de Morfologia e Embriologia. - 2016. - Vol.7(2). - P. 759-765.

274. Petruzziello A, Marigliano S, Loquercio G, Cozzolino A, Cacciapuoti C (2016) Global epidemiology of hepatitis C virus infection: an up-date of the distribution and circulation of hepatitis C virus genotypes //World J Gastroenterol. - 2016. - Vol.17. - P. 7824-7840.

275. Petruzziello A, Sabatino R, Loquercio G, Guzzo A, Di Capua L, La- bonia F, Cozzolino A, Azzaro R, Botti G. Padrão de distribuição de nove anos dos genótipos do vírus da hepatite C (VHC) no Sul de Itália // PLoS ONE. - 2019. - Vol. (2). - P. 212-333.

276. Polaris Observatory HCV Collaborators Prevalência global e distribuição dos genótipos da infeção pelo vírus da hepatite C em 2015: um estudo de modelização //Lancet Gastroenterol Hepatol. - 2016. - Vol.2. - P. 161-176.

277. Popping S, Cento V, Garcia F, Ceccherini-Silberstein F, Seguin-Devaux C, Vijver DA, Boucher CA (2018) A necessidade de um programa europeu de hepatite C que monitorize a resistência aos agentes antivirais de ação direta na vida real para eliminar a hepatite C // J Virus Eradic. - 2018. - Vol.4ю - P. 179-181.

278. Poynard T, Macellin P, Lee SS, Niederau C, Minuk GS, Ideo G, Bain V, Heathcote J, Zeuzem S, Trepo C, Albrecht J Ensaio aleatório de interferão alfa2b mais ribavirina durante 48 semanas ou durante 24 semanas versus interferão alfa2b mais placebo durante 48 semanas para o tratamento da infeção crónica pelo vírus da hepatite C // Lancet. - 1998. - Vol.352(9138). - P. 1426-1432.

279. Quiroga JA, Castillo I, Pardo M, Rodríguez-Iñigo E, Carreño V (2006) O ensaio combinado de deteção de antigénio-anticorpo do vírus da hepatite C (VHC) não melhora o diagnóstico de indivíduos seronegativos com infeção oculta pelo VHC //J Clin Microbiol. - 2006. - Vol.44(12). - P. 4559-4560.

280. Razavi H, Elkhoury AC, Elbasha E, Estes C, Pasini K, Poynard T, Kumar R Carga e custo da doença do vírus da hepatite C crónica (VHC) nos Estados Unidos // Hepatology. - 2013. - Vol.57(6). - P. 2164-2170.

281. Rino Y, Yukawa N, Yamamoto N. A medicina herbal reduz o risco de carcinoma hepatocelular? // World J Gastroenterol. - 2015. - Vol.21, №37. P. 10598-10603.

282. Rossi, C., Jeong, D., Wong, S., Krajden, M., Janjua, N.Z.A resposta vi- rológica sustentada de regimes de hepatite C baseados em interferão está associada a um risco reduzido de manifestações extra-hepáticas // Journal of Hepatology. - 2019. - Vol. 22. - P. 369-375.

283. Salmi M, Jalkanen S (2005) Cell-surface enzymes in control of leukocyte trafficking // Nat Rev Immunol - 2016. - Vol.32. - P. 760-77 .

284. Sandmann L, Schulte B, Manns MP, Maasoumy B (2019) Tratamento da hepatite C crónica: eficácia, efeitos secundários e complicações // Visc Med. - 2019. - Vol.35. - P. 161-170.

285. Sarin S. K., Kumar M. Diretrizes de prática clínica Ásia-Pacífico sobre a gestão da hepatite B: uma atualização de 2015 // Hepatol Int. - 2016. - Vol.10(1). - P. 1-98.

286. Sarvari J, Moattari A, Pirbonyeh N, Moini M, Hosseini SY (2016) O impacto dos polimorfismos do gene IFN-γ na eliminação espontânea da infeção por HCV na província de Fars, sul do Irão // J Clin Lab Anal. - 2016. - Vol.30(4). - P. 301307.

287. Sayiner M., Koenig A., Henry L., Younossi Z. M. Epidemiologia da doença hepática gordurosa não alcoólica e da esteatohepatite não alcoólica nos Estados Unidos e no resto do mundo // Clin Liver Dis. - 2016. - Vol.20, №2. - P. 205214.

288. Schmilovitz-Weiss H, Gingold-Belfer R, Grossman A, Issa N, Boltin D, Beloosesky Y, Morag Koren N A redução do limite superior dos níveis séricos de alanina aminotransferase pode revelar doença hepática significativa nos idosos // PLoS One. 2019. - Vol.14(4). - P. 212-737.

289. Schreter I, Kristian P, Klement C, Kohútová D, Jarcuska P, Madarová L, Avdicová M, Máderová E () Prevalência da infeção pelo vírus da hepatite C na Eslováquia. - 2007. - Vol.25. - P. 23-32.

290. Klin Mikrobiol Infekc Lek. - 2007. - Vol.13(2). - P. 54-58.

291. Sebastiani G, Gkouvatsos K, Pantopoulos K. Chronic hepatitis C and liver fibrosis // World J Gastroenterol. - 2014. - Vol.20(32). - P. 11033-53.

292. Sharma SD (2010) Vírus da hepatite C: biologia molecular e opções terapêuticas actuais // Indian J Med Res. - 2010. - Vol.131(1). - P. 17-34.

293. Shin SK, Lee JW, Ra H, Kwon OS Durabilidade da resposta virológica sustentada e melhoria dos marcadores de fibrose após o tratamento com Daclatasvir e Asunaprevir em doentes infectados com o vírus da hepatite C do genótipo 1b: um estudo multicêntrico e da vida real //J Korean Med Sci. - 2019. - Vol.34(41). - P. 264.

294. Shiv K Sarin, Manoj Kumar Doenças hepáticas na região Ásia-Pacífico: Comissão Lancet Gastroenterology & Hepatology //ancet Gastroenterol Hepatol. - 2020. - Vol.5(2). - P. 167-228.

295. Skladany, L., Oltman, M., Franková, S. et al. Infeção crónica pelo vírus da hepatite C na República Checa e na Eslováquia: uma análise das caraterísticas dos doentes e do vírus. //Int J Public Health.-2020.- Vol.65, 1723-1735.

296. Stief JD, Haase M, Lüdemann L, Theilig D, Schmelzle M, Hamm B, Denecke T, Geisel D. Combinação de ressonância magnética morfológica e funcional do fígado usando relaxamento de rede de spin no quadro rotativo (T1ρ) em conjunto com

ressonância magnética aprimorada com ácido gadoxético. //Sci Rep. 2019 Feb Vol.14;9(1):2083
297. Sultana C, Oprişan G, Teleman MD, Dinu S (2016) Impacto das mutações do núcleo do vírus da hepatite C na resposta ao tratamento à base de interferão na hepatite C crónica // World J Gastroenterol. - 2016. - Vol.22(37). - P. 84-86.
298. Tachi, Y., Hirai, T., Ishizu, Y., Os níveis de α-fetoproteína após a terapia com interferão prevêem a regressão da fibrose hepática em doentes com resposta virológica sustentada//Journal of Gastroenterology and Hepatology (Austrália). - 2016. - Vol.31(5). - P. 1001-1008.
299. Takaguchi, K., Toyoda, H., Tsutsui, A., Kudo, M., Kumada, H.Real- world virological e segurança de daclatasvir/asunaprevir/beclabuvir em pacientes com infeção crónica pelo vírus da hepatite C genótipo 1 no Japão // Journal of Gastroenterology. - 2019. - Vol.54(8). - P. 742-751.
300. Tama M, Naylor P, Patel S, Altawil J, A sobrestimação da fibrose pelo FI-BROSpect® II em afro-americanos complica a gestão da sua hepatite C crónica // J Clin Transl Hepatol. - 2016. - Vol.28, №4(1). -P. 12-9.
301. Tamaki, N., Higuchi, M., Kurosaki, M., Enomoto, N., Izumi, N. Avaliação do risco de desenvolvimento de carcinoma hepatocelular por elas- tografia de ressonância magnética em doentes com hepatite C crónica que obtiveram respostas virológicas sustentadas por antivirais de ação direta// Journal of Viral Hepatitis. - 2019. - Vol.26(7), - P. 893-899.
302. Taneja S, Tohra S, Duseja A, Dhiman RK, Chawla YK. Avaliação não invasiva da fibrose hepática por elastografia transitória e FIB4/APRI para previsão da resposta ao tratamento na hepatite C crónica - uma experiência de um hospital de cuidados terciários // J Clin Exp Hepatol. - 2016. - Vol.6(4). - P. 282-290.
303. Teegen, E.M., Dürr, M., Maurer, M.M Avaliação da dinâmica histológica, da função renal e da diabetes em doentes transplantados de fígado após tratamento antiviral com antivirais de ação direta: Terapia de recorrência do VHC // Transplant Infectious Disease. - 2019. - Vol.21(1). - P. 10-20.
304. Todorovska, B., Caloska-Ivanova, V., Dimitrova-Genadieva, M. A atorvastatina em combinação com interferão peguilado e ribavirina proporcionou uma elevada taxa de resposta virológica sustentada em doentes com o genótipo 3 da hepatite C Vi- rus// Open Access Macedonian Journal of Medical Sciences. - 2019. - Vol.7(10). - P. 1641-1648.
305. Tsai FJ, Yang PY, Chen CJ, Li JP, Li TM. Diminuição da taxa de mortalidade geral com o uso de fitoterapia chinesa em pacientes com cirrose hepática descompensada em Taiwan // BMC Complement Med Ther. - 2020. - Vol.20(1). - P. 221.
306. Urbanek P, Kristian P, Makara M, Hunyady B, Tomasiewicz K (2016) Epidemiologia da infeção pelo VHC na região da Europa Central // Clin Exper Hepatol. - 2016. - Vol.1. - P. 2-6.
307. Valva P, Ríos DA, De Matteo E, Preciado MV. Infeção crónica pelo vírus da

hepatite C: Biomarcadores séricos na previsão de lesão hepática // World J Gastroenterol. - 2016. - Vol.22(4). - P. 1367-81.
308. Vescovo T, Refolo G, Vitagliano G, Fimia GM, Piacentini M. Mecanismos moleculares do carcinoma hepatocelular induzido pelo vírus da hepatite C // Clin Microbiol Infect. - 2016. - Vol.22(10). - P. 853-861.
309. Villa E, Vukotic R, Cammà C, Petta S, Di Leo A et al (2012) O estado reprodutivo está associado à gravidade da fibrose em mulheres com hepatite C. //PLoS ONE. - 2012. - Vol.7(9). - P. 44-624.
310. Virzì, A., Suarez, A.A.R., Baumert, T.F., Lupberger, J. Rewiring host signaling: Vírus da hepatite c na patogénese do fígado // Cold Spring Harbor Perspectives in Medicine. - 2020. - Vol.10(1). - P. 37-66.
311. Westbrook RH, Dusheiko G. História natural da hepatite C. // J Hepatol. 2014. - Vol.61(1 Suppl). - P. S58-68.
312. Weston CJ, Shepherd EL, Claridge LC, Rantakari P, Curbishley SM, Tomlinson JW, Hubscher SG, Reynolds GM, Aalto K, Anstee QM, Jalkanen S, Salmi M, Smith DJ, Day CP, Adams DH. Vascular adhesion protein1 promotes liver inflammation and drives hepatic fibrosis. //J Clin Invest. - 2015. - Vol.125. - P. 501-520.
313. OMS (2016) Organização Mundial da Saúde: Orientações para o rastreio, cuidados e tratamento de pessoas com infeção crónica por hepatite C. http://www.who.int/hepatitisen.
314. Wieczorek, A., Stepien, P.M., Zarebska-Michaluk, Megamitochondria formation in hepatocytes of patient with chronic hepatitis C - a case report // Clinical and Experimental Hepatology. - 2017. - Vol.3(3). - P. 68-87.
315. Wróblewska, A., Lorenc, B., Cheba, M., Bielawski, K.P., Sikorska, K. O rácio neutrócitos/linfócitos prevê a presença de uma vertente replicativa do vírus da hepatite C após a terapia com antivirais de ação direta // Clinical and Experimental Medicine. - 2019. - Vol.(3). -P. 401-406.
316. Xie H, Xie D, Zhang J, Jin W, Li Y, Yao J, Pan Z, Xie D. A ativação transcricional de TRIM37 mediada pela via de sinalização ROS/NF-κB promove a fibrose hepática associada ao VHB // Mol Ther Nucleic Acids. - 2020. - Vol. 1922. - P. 114-123.
317. Yan Z, Wang Y, Factores virais e do hospedeiro associados aos resultados da infeção pelo vírus da hepatite C (Revisão) // Mol Med Rep. - 2017. - Vol.1915(5). - P. 2909-2924.
318. Yang Z., Zhuang L., Lu Y. Efeitos e tolerância da silimarina (cardo de leite) em pacientes com infeção crónica pelo vírus da hepatite C: uma meta-análise de ensaios clínicos randomizados // Biomed Res Int. - 2014. - 941-1085.
319. Yanny B, Saab S, Durazo F, Latt N, Mitry A, Mikhail MM, Hanna RM, Aziz A, Sahota A. O tratamento de oito semanas da hepatite C com novos antivirais de ação direta tem um melhor perfil de segurança e é eficaz no tratamento - População geriátrica ingênua sem cirrose hepática e vírus da hepatite C-RNA <6 milhões de UI / mL // Dig Dis Sci. - 2018. - Vol.1963(12). - P. 3480-3486.

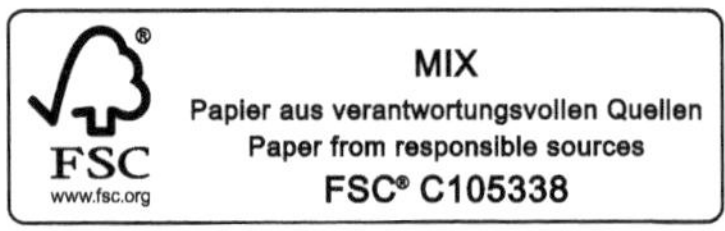

Printed by Books on Demand GmbH, Norderstedt / Germany